ÉTUDE BOTANIQUE ET MÉDICALE

SUR

LE SEIGLE ERGOTÉ

ET

DE L'APPLICATION DE L'ERGOTINE

A LA CURE DE LA DYSENTERIE ET DE LA DIARRHÉE CHRONIQUES.

~~~

PAR

.E. BARLAND-FONTAYRAL ,

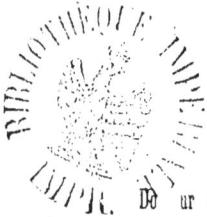

Docteur de la Faculté de Médecine de Montpellier ; Membre titulaire de la Société
médicale d'émulation de la même ville ; Membre correspondant des Sociétés de
médecine de Gand (Belgique) , Poitiers , etc. etc.

Medicina non est ingenii humani partus , sed temporis filia.
BAGLIVI.

MONTPELLIER,

IMPRIMERIE L. CRISTIN ET Cᵉ, RUE CASTEL-MOTON, 5.

1858.

L'HOMME a soif de vérité, il l'aime par instinct, et la recherche par raison !... Aussi est-il dans sa nature intime de la poursuivre toujours avec ardeur : c'est pour cela que dans chaque siècle on a trouvé quelques médecins qui se sont livrés avec zèle et activité à la recherche des principes des maladies, dans l'espoir d'y découvrir soit le secret de leur cause première, soit les moyens les plus propres, non point à modérer leur cours, mais à l'arrêter.

Voilà pourquoi l'étude des causes productrices d'une maladie quelconque est utile et nécessaire au traitement de cette entité morbide, soit que l'analyse médicale vous la montre *être* simple ou élémentaire, ou bien qu'on la trouve dans le plus grand nombre de cas composée de plusieurs affections qui ont entre elles de plus ou moins grandes affinités.

C'est à explorer ces profonds secrets que se sont appliqués les hommes les mieux organisés et les plus aptes, qui pressés par un talent surhumain, devinaient en combinant leurs divers éléments, que là était un problème, une vérité inconnue que la nature avait mise en réserve et qu'il était glorieux pour eux de découvrir et de manifester.

Malheureusement, il n'est point d'étude qui se présente hérissée d'autant de difficultés et de causes d'erreur que la science étiologique ; c'est qu'il n'en est pas non plus dans laquelle le problème à résoudre offre des termes aussi complexes et aussi variés. Son importance aurait dû lui mériter autrefois beaucoup plus d'attention et surtout beaucoup plus d'application, et alors cette partie de la métaphysique médicale aurait porté la lumière dans les secrets des causes, et dévoilé les mystères dont elles s'enveloppent généralement.

En effet, chaque branche de la création, chaque être, chaque objet et tous leurs éléments constitutifs ont été depuis lors étudiés avec soin, l'œil de l'homme a pénétré partout, et si dans ses recherches il n'a pu voir Dieu pour l'analyser autrement que par la raison, c'est que Dieu était immense et impénétrable : il était esprit : autrement, tout fut soumis à son examen, tous les êtres animés ou inanimés furent trouvés dignes de ses recherches et de son analyse, et posèrent tour-à-tour devant son génie investigateur ; il descendit jusqu'à eux, car il était roi de la création.

Mais l'homme dans son individualité ne peut tout savoir, tout connaître, car l'esprit de l'homme est incomplet et borné, et il ne peut dans ce tout qu'on appelle le *monde* s'attacher qu'à une faible partie pour en étudier l'utilité et les propriétés ; c'est de cet ensemble d'études distinctes et appropriées à l'aptitude comme aux connaissances ou aux dispositions de chacun ; c'est de ces travaux longtemps élaborés que l'homme seul et de lui-même a formé cet immense arsenal des sciences exactes, physiques, métaphysiques et littéraires, cette encyclopédie générale, résumé de toutes les découvertes qui ont été faites jusqu'à ce jour.

Voilà pourquoi l'on ne cessera de dire que l'esprit marche et progresse, parce que les besoins d'aujourd'hui sont ceux d'autrefois, et que connaître et aimer sont des instincts de notre nature.

Voilà pourquoi le poète latin a dit : *Trahit sua quemque voluptas.* (Horace.)

Et moi aussi comme mes devanciers, ne pouvant tout embrasser dans la thérapeutique médicale, j'ai voulu approfondir quelques secrets de la nature de l'ergot, et par ce travail particulier apporter mon contingent d'aptitude au soulagement de l'humanité. J'avoue que dans l'étude de l'Ergot que je me suis proposée, bien d'autres plus savants que moi m'ont devancé, et que déjà ils ont bien battu et aplani les sentiers que je vais parcourir; mais tout n'est pas dit encore sur cette monstrueuse végétation des graminées et des cypéracées, tout n'est pas dit sur l'usage de l'ergotine de Bonjean, sur ses propriétés et sur son emploi dans les affections des organes abdominaux. A moi donc de remplir aussi ma carrière et de fournir mon tribut de recherches aux progrès de la science médicale.

Et maintenant dois-je donner tout d'abord le plan de ce travail? Non, sans doute. Il est préférable, ce me semble, de laisser le lecteur exercer son jugement sur les faits et les développements qu'ils comportent, que de l'exposer à l'assommant ennui qui naît toujours à la lecture d'une analyse aride ou impuissante.

ÉTUDE BOTANIQUE ET MÉDICALE

SUR

LE SEIGLE ERGOTÉ

ET DE L'APPLICATION DE L'ERGOTINE

à la cure de la Dysenterie et de la Diarrhée chroniques.

CHAPITRE PREMIER.

DU SEIGLE ERGOTÉ EN GÉNÉRAL.

Comme le travail que nous allons soumettre à l'appréciation du monde médical est de la plus haute importance pour étendre l'étude et l'application de l'ergot sur la thérapeutique duquel nous avons fait nous-même des recherches spéciales, nous ne croyons pas trop faire en faveur de la science que de résumer en un tout complet ce qui a été dit jusqu'ici sur cette substance en général, en y ajoutant nos sentiments, nos appréciations diverses, notre pratique et notre expérience.

Sans doute, nous ne serons pas toujours nouveau; mais c'est beaucoup faire que d'étudier avec soin une question encore en litige, que d'apporter le fruit de nos propres études et de nos recherches pour aplanir les nombreuses difficultés qui, jusqu'à ce jour, se sont présentées dans l'étude et l'appropriation de l'ergot aux diverses maladies qu'il est appelé à combattre dès aujourd'hui avec un succès certain.

Avant d'entrer dans des détails que nous tâcherons de rendre le plus intéressants possibles et accessibles au plus grand nombre de nos lecteurs, nous croyons devoir jeter un coup-d'œil rapide sur l'histoire du seigle ergoté en général, et puis nous parlerons de sa nature ou de sa formation et de sa description physique.

Nous devons tout d'abord faire cette remarque essentielle pour l'intelligence de notre travail : que nous désignerons indistinctement le seigle altéré sous le nom de *seigle ergoté* ou bien sous celui d'*ergot du seigle,* bien que par la première appellation on doive entendre le grain contenant plus ou moins d'ergots, et par la deuxième l'ergot lui-même. Comme on le voit, par cette remarque, nous n'avons cherché qu'à faire nos réserves contre un vice de langage qu'on aurait pu nous reprocher plus tard.

§ Iᵉʳ.

HISTOIRE DU SEIGLE ERGOTÉ.

Pareil à tous les puissants remèdes qui font la
base de la pharmacologie et dont tous les médecins
reconnaissent les constants effets, l'ergot a son
berceau entouré de ténèbres. C'est que ce n'est
pas en un jour que les plus savantes découvertes
s'agrandissent et se développent; c'est au temps
seul qu'il est donné d'éclairer et de mûrir toute
chose.

On doute généralement que les anciens aient eu
la moindre connaissance de la vertu comme des
dangers de l'ergot, puisque nous ne trouvons nulle
trace chez les Grecs ou chez les Latins du *Sclerotium Clavus;* toutefois, si les poètes latins ne con-
naissaient pas l'ergot proprement dit, ils avaient
du moins remarqué ses terribles effets, si l'on
doit ajouter foi aux quelques passages obscurs de
leurs ouvrages, dans lesquels Pline, Ovide, et Jules
César dans ses Commentaires, parlent de l'ergotisme. Ces peuples qui étaient spécialement versés
dans l'art de la guerre ou dans la magnificence
des monuments, l'ornementation de leurs jardins

et de leurs villas, s'attachaient peu à l'étude de l'art de guérir. La Grèce par ses grands praticiens; Rome à plus forte raison, par ses médecins esclaves, n'avaient pas plus que nous épuisé tous les secrets et les trésors de la nature.

Pourtant sur la fin du onzième siècle, dans l'année 1096, Sigebert de Gremblour eut l'occasion de remarquer une épidémie charbonneuse qui attaquait exclusivement ceux qui se nourrissaient d'un pain de mauvaise qualité. Cette maladie était comparable par ses effets à celle que l'on remarque de nos jours chez les personnes qui font un usage prolongé d'un pain dans lequel l'ergot entre en trop grande quantité. Ce sont là les premières lueurs qui ont amené les naturalistes, les médecins et les chimistes à d'heureux résultats sur l'histoire scientifique et médicale de l'ergot; nous le pensons du moins! Toujours est-il qu'à la même époque, Mézerai signale une épidémie due au seigle ergoté (1).

Depuis lors jusqu'au commencement du dix-huitième siècle, on ne peut retrouver dans les annales de la science que Camérarius (2) qui parle de l'usage que faisaient certaines matrones de l'Allemagne de l'emploi de l'ergot pour hâter l'accouchement; elles s'en servaient, dit-il, en 1686: Mais il y a tout lieu de penser que cet usage,

(1) Bonjean, Traité de l'ergot, p. 8, alinéa 3.
(2) *De ustilagine frumenti (Dissertatio)*, Tubingæ, 1709, in-4°.

qui venait d'Italie, remontait à une époque plus
reculée, puisque d'après Balardini, la puissance
obstétricale de l'ergot était connue par ancienne
tradition des vieilles accoucheuses. Ces époques ne
nous ont donc fourni que de légères indications
sur les diverses propriétés de l'ergot; mais il était
réservé à la fin du dix-huitième siècle, comme
au commencement du dix-neuvième de s'emparer
de cette monstruosité végétale pour en approfondir
tous les secrets et en divulguer les vertus.

C'est ce que fit en 1777 le doct^r Desgranges (1)
de Lyon qui, le premier en France, fit connaître
les propriétés de l'ergot de seigle, après qu'il eut
constaté par lui-même les avantages de cette
substance thérapeutique dans les accouchements.
C'est sur les indications qui lui avaient été four-
nies par une vieille matrone du pays avec laquelle
il se trouvait en relation, et qui lui apprit que
c'était à cet agent souverain qu'elle désignait sous
le nom de *Chambucle,* qu'elle devait les heureux
résultats de son expérience, que Desgranges fit
après elle de nombreux essais qui confirmèrent
pleinement ses idées nouvellement acquises, et donnèrent raison à la pratique de cette accoucheuse.

Quoiqu'il eût écrit de sérieux et d'incontestable
à ce sujet, il ne put vaincre l'obstination de certains
esprits qui, toujours égarés par la routine, in-

(1) Nouv. journ. de méd., t 1, p. 54.

capables de rien inventer, redoutent surtout de suivre et d'imiter ; esprits rebelles qui, au besoin, contesteraient l'évidence même, et se feraient persécuteurs de la vérité la plus absolue. Ce ne fut donc qu'après un demi-siècle environ que ce premier jet de lumière, parti des bords du Rhône, sous l'influence de Desgranges, put se faire jour au sein de nombreuses académies et dans le monde médical, et eut droit de cité dans tous les ouvrages spéciaux.

Une fois connu, lorsque surtout on eut étudié toute la puissance de son action, l'ergot vint de lui-même prendre place d'une manière positive dans le domaine de la science et fut enregistré comme agent utile dans les ouvrages ou les recueils de thérapeutique.

Ce n'est donc que depuis environ quatre-vingts ans que la science médicale a quelques notions précises sur l'utilité de cette substance, et malgré les diverses expérimentations qui en ont été faites, son mode d'agir est encore soumis à de nombreuses controverses ; c'est pourquoi, bien que les docteurs Hosach, Stéarns, Dewes, Prescot en Amérique (1), Davies en Angleterre, Bordot, Chevreul, Villeneuve (2) et Goupil en France,

(1) *Dissertation on the natural hystory and medical effects of secale cornutum or ergot,* — *medical and physical journal.*

(2) Mémoire historique sur l'emploi du seigle ergoté dans les accouchements.

15

aient constaté dans leurs ouvrages d'une manière
péremptoire et pour ainsi dire sans conteste que
l'ergot jouissait d'une action directe sur l'utérus,
action qui pour nous est à peu près infaillible; il
ne s'en est pas moins trouvé des contradicteurs de
haut mérite et de science certaine, comme Capuron
de l'Académie royale de médecine de Paris, et tant
d'autres qui, non contents de contester sa puissance obstétricale, sont allés jusqu'à vouloir
bannir cet énergique stimulant comme *toujours
inutile et souvent dangereux* (1).

Malgré leurs écrits, les propriétés médicales de
l'ergot ne peuvent pas aujourd'hui être contestées,
et elles n'offrent plus aucun danger après les
habiles expériences faites par M. Bonjean de
Chambéry, qui est parvenu, dit-il, à isoler la
substance vénéneuse de ce *sclerotium* et à garder
l'ergotine seule comme agent de salut et de vie.

C'est parce que je connaissais aussi toutes les
contradictions auxquelles l'emploi de l'ergot de
seigle avait donné lieu, qu'appuyé sur les témoignages des Villeneuve et des Goupil, je m'em-
pressai, me ralliant à eux, d'expérimenter à mon
tour, et d'étendre jusqu'à la dysenterie et à la
diarrhée chroniques l'emploi de l'ergotine, jugé si
utile dans une foule d'autres cas morbides (2).

(1) *Bulletin de l'Académie royale de médecine de Paris, 1852.*
(2) *Revue thérapeutique du midi,* t. vi, p. 293; t vii, p. 242 et
340; t. xi, p. 97, 1854-1857.

§ II.

NATURE DE L'ERGOT.

Avant d'entrer d'une manière plus intime dans l'étude du sujet qui nous occupe et d'énumérer les nombreuses spécialités de l'ergot du seigle, nous ne pouvons nous empêcher de dire un mot de sa nature ; car, avant de faire en médecine l'application d'une substance quelconque, il faut la connaître et l'avoir étudiée, surtout dans sa nature et sa formation.

J'avoue que mon embarras sera grand au milieu des sentiments contraires qui sont exprimés par les botanistes de tous pays sur cette anormale végétation, attendu que les diverses théories soutenues jusqu'à ce jour par leurs auteurs semblent s'exclure mutuellement.

Nous devons dire pourtant que les physiologistes qui ont voulu nous expliquer ce problème végétal, ont tous admis en principe que l'ergot était une maladie que l'on rencontrait exclusivement dans les familles des graminées et des cypéracées ; les anciens pensaient comme eux, et aujourd'hui la plupart des naturalistes considèrent l'ergot comme une espèce de champignon.

Ils n'ont cependant point été d'accord sur la

nature de la maladie en elle-même ; c'est pourquoi les botanistes les plus distingués ont varié dans leur manière de voir et dans leur appréciation sur la nature et la formation de ce grain.

De Candolle le premier, professeur à Montpellier, veut que l'ergot soit un champignon qu'il appelle *sclerotium clavus*.

Tandis que M. Leveillé jeune (1) prétend que l'ergot n'est qu'un ovaire dégénéré, surmonté d'un champignon qu'il désigne du nom de *sphacelia segetum*. Pour lui, il y a dans l'ergot deux parties bien distinctes : d'abord l'ovaire du grain avorté et développé, puis un champignon déliquescent qui s'implante à son sommet ; l'ergot, dit-il, est toujours annoncé par l'apparition de ce suc qu'il considère comme un champignon d'un genre nouveau désigné sous le nom de *sphacelia*, et c'est à la sphacélie qui se développe à sa tête qu'il attribue les principales propriétés de l'ergot ; cela ne peut être, dit Bonjean, car les sphacélies n'existent plus ou presque plus dans l'ergot du commerce, qui n'en a pas moins conservé toutes ses vertus toxiques (2).

Debourges, de son côté, le considère comme le produit d'un animalcule qui va déposer une liqueur de sa composition sur le grain de seigle, et y produit l'ergot.

(1) *Annales des sciences naturelles*, 2me section, t. xx.
(2) *Loc. cit.*

Ce botaniste ne veut admettre ni l'une ni l'autre des hypothèses exposées plus haut et les regarde comme erronées, parce que, dit-il : « Cet amas »de liqueur visqueuse qui s'amasse à la partie »supérieure de l'ergot et qui, jointe à une petite »portion non détruite de l'épisperme et à ce qui »reste de la partie filamenteuse et plumeuse du »pistil, constitue seul le prolongement terminal »dans lequel M. Leveillé a cru reconnaître un cham- »pignon, ce qui est incomplet. A cette époque de la »dégénération, la partie inférieure du grain devient »violacée, brunit, et, à mesure que cette colora- »tion s'étend, les gerçures disparaissent, le grain »devient plus ferme, et tous les autres caractères »propres à l'ergot se prononcent de plus en plus (1).

» Tel est l'exposé fidèle des phénomènes qui, »comme on le voit, démontrent d'une manière »positive que la maladie frappe en même temps *le* »*germe, l'endosperme* et *l'épisperme,* que c'est la »partie inférieure du grain qui devient malade la »première, et que c'est de cette partie d'où part »ensuite la coloration violacée qui s'étend succes- »sivement sur la totalité du grain.

» Ainsi donc désormais, pour considérer l'ergot »comme un champignon qui s'est développé dans »la balle calicinale au lieu et place du grain, ainsi »que l'a prétendu de Candolle, il faudra nécessai-

(1) Répertoire du progrès médical, 1845.

»rement admettre que ce champignon peut con-
»stammênt présenter à l'observation le même
»sillon longitudinal et médian que le grain ; qu'il
»peut se saccharifier en même temps que lui,
»rougir comme lui le papier de tournesol et offrir
»des caractères identiques à ceux qu'on sait être
»propres aux grains ordinaires. Et pour penser
»avec M. Leveillé que l'ergot consiste en un ovaire
»dégénéré, surmonté par le *sphacelia segetum*, il
»deviendra indispensable de croire que le cham-
»pignon qui coiffe cet ovaire devenu malade, peut,
»comme le grain normal, être constamment pourvu
»de nombreuses pilosités et de filaments plumeux,
»qui, d'abord d'un blanc nacré, passent succes-
»sivement à la couleur jaunâtre.....

» Et quel argument plausible pourrait-on faire
»valoir en faveur du champignon de de Candolle,
»quand il est positif qu'on rencontre des grains
»qui ne se trouvent ergotés que dans leur moitié
»longitudinale seulement..... »

M. Debourges reconnaît pourtant avec ses
adversaires que l'ergot est le produit d'une dégénération du grain ; mais qu'elle est la cause
immédiate sous l'influence de laquelle se développe
cette monstrueuse végétation, c'est ce qu'il a voulu
nous dire, lorsqu'il a attribué l'*ergotisme du seigle*
à un dépôt fait sur le grain au moment de sa
fécondation par un animal de la famille des télé-
fores, d'une liqueur de sa composition.

D'après cette manière de penser de M. Debourges, les sentiments de de Candolle et de Leveillé
qui font de l'ergot un champignon parasite ou
annexe, ne seraient plus soutenables.

Pour nous, l'ergot n'est à proprement parler
qu'une *tuberculisation du grain du seigle,* et ce
sentiment nous paraît très probable, puisque Fries
habitué à constater l'origine des *agames,* déclare
que le *sclerotium* est aux tissus végétaux ce que
l'induration est aux tissus animaux, et que Tarpin
lui-même pensait que le mouvement de désorgani-
sation qui donne naissance à l'ergot s'exerce sur
les tissus par suite d'un état morbide des globulins
de l'ovaire, c'est-à-dire des ovules (1).

Malgré ces preuves qui au premier abord paraissent péremptoires, voici ce qu'écrit notre cher
condisciple, le docteur Desmartis (2) de Bordeaux:

« Depuis que les botanistes s'accordent à regar-
»der l'ergot des graminées comme une production
»végétale, presque tous y distinguent deux choses;
»d'un côté, une masse fongueuse, homogène et
»solide, *sclerotium;* et de l'autre, une partie fila-
»menteuse et sporifère, abondante surtout vers le
»sommet de l'ergot, *sphacelia.* On suppose que la
»sphacélie constitue principalement le champignon
»parasite, et l'on tient tout le corps de l'ergot

(1) Voir plus haut Bonjean.
(2) *Revue thérapeutique du midi,* t. xi, n° 8.

»pour une monstruosité de l'ovaire; d'après Leveillé,
»c'est une production pathologique ou une graine
»hyperthrophiée, sans se préoccuper autrement de
»sa nature réelle ou de sa destination. Son énorme
»volume, par rapport à la sphacélie, aurait dû
»cependant lui mériter plus d'attention et faire
»soupçonner qu'à cette dernière n'était peut-être
»pas départi le rôle le plus important. La décou-
»verte sporifère de l'ergot a sans doute été un pas
»considérable de fait dans la connaissance de ce
»végétal singulier, auquel ses propriétés toxiques
»et médicales donnent un double intérêt.

»Mais il ne paraît pas aujourd'hui que cette
»découverte autorisât suffisamment à retrancher
»l'ergot des graminées du nombre des *sclerotium*,
»parmi lesquels de Candolle l'avait placé juste-
»ment, écrit M. Tulasne. Pour lui, comme pour
»de Candolle, l'ergot est un champignon et il a
»toutes les propriétés et la composition des agames.
»Les chimistes, dit-il, ont constaté que l'ergot du
»seigle renferme les principes ordinaires du cham-
»pignon (1). »

Quant à nous, nous n'avons pas à examiner si
l'ergot est produit par des chenilles presque microscopiques qui, par leur séjour au moment de
la formation du seigle, inoculent ce vice de transformation et de génération ; si c'est exclusivement

(1) Comptes-rendus des séances de l'Académie des sciences, t. xxxiii.

une altération du grain produite dans les années
humides par l'intempérie des saisons ; une *aphigé-
nose fongueuse,* comme le dit Raspail (1), ou bien la
transformation du tissu du pistil en une substance
cornée ; si c'est le *sclerotium* de de Candolle (2)
ou la *sphacelia* de Leveillé.

Nous ne nous arrêterons qu'à ce seul fait généralement constaté et reconnu par tous les savants,
que l'ergot est le produit d'une dégénération du
grain, en attendant que de toutes ces appréciations
et de toutes ces hypothèses plus ou moins erronées
et contradictoires, jaillisse une expérimentation
tellement certaine, que tous les dissidents se ran-
gent autour d'elle ; malgré cela, nous dirons cependant quelle est notre manière de penser, et nous
donnerons bientôt des preuves à l'appui de notre
opinion.

C'est pourquoi nous maintenons notre sentiment,
que l'ergot n'est qu'une *tuberculisation* du grain du
seigle avec altération des substances et des organes
reproducteurs de la plante , qui se manifeste surtout sous l'influence d'une trop grande humidité
de l'air ou d'une trop sensible variation de l'atmosphère. Voilà pourquoi il nous est impossible, ce
nous semble, d'étudier la nature intime du seigle
ergoté sans parler de ses causes productrices ;

(1) Physiolog. végétale, 1837.
(2) Flore française, t. v.

c'est donc pour ce motif que sans désignation spéciale, nous allons joindre dans le même paragraphe,
à l'étude importante de la nature de l'ergot, celle
non moins intéressante de ses causes de formation.

Pour nous, comme pour tous les modernes
observateurs, l'ergot du seigle ou la transformation du seigle en *seigle ergoté,* n'est due qu'à une
trop grande humidité de l'air et à la mauvaise
qualité des terrains qui le produisent.

Il n'est pas étonnant, en effet, de voir dans les
mauvaises années, le pollen gagner difficilement
l'ovaire, ne fournir qu'imparfaitement à sa fécondation à cause de l'altération native des ovules ou
de celle du pollen, et produire, par conséquent,
avec le concours de causes occasionnelles que nous
énumérerons plus bas, cette matière informe qui
se nomme *Ergot*.

C'est pour cela que Quekuett (1) considère l'ergot comme le produit d'une infection qui pervertit
le grain dans sa forme et dans ses qualités; que
Bauer pense que cette production est une monstruosité, une sorte d'hypertrophie du *scutellum* ou
hypoblaste.

Et suivant M. Virey, c'est une sorte d'affection
putride ou éléphantiasis végétal.

Et, en effet, qui n'a remarqué comme nous que

(1) *On the ergot of rye and some other grasses. Trans of the Lin-
nean society of London,* t. XVIII, 1841.

c'est précisément dans les années les plus humides que les fruits et les graminées se développent plus difficilement et arrivent à leur terme déformés, chargés de ces vices qui les rendent impropres à leur usage naturel, à la consommation, et causent souvent ces maladies diverses de l'estomac et ces nombreuses *dysenteries* que l'ergot même est désormais appelé à combattre. Or, comment ne pas croire qu'alors que les blés viennent sans leur gluten ordinaire, amaigris, charbonneux, le seigle, lui, qui fructifie le premier parmi les graminées, doit nécessairement subir dans les mauvaises années une transformation singulière, et donner, par conséquent, plus d'ergot que dans les riches années où un soleil bienfaisant vient hâter et assurer son développement.

Mais, est-ce comme le veut M. Tillet, des chenilles presque microscopiques qui produisent la dégénération du seigle, ou bien un champignon parasite, comme le soutient de Candolle qui enfante l'ergot? nous ne le pensons pas. Il nous est impossible encore d'admettre qu'un diptère appartenant au genre *musca* lui donne naissance, comme l'affirme M. Martin Field. C'est tout simplement, selon nous, un vice de génération, qui éclate sous l'influence de l'humidité ou qui est dû à la variation trop froide de l'air extérieur. Car, dès le moment qu'une heureuse fécondation ne peut exister, il se produit, comme on l'a si bien dit, une monstruosité végétale appelée l'*ergot*, être informe, chez lequel le tubercule ne s'est pas toujours manifesté dès le début de la formation du grain. L'ergot est donc essentiellement une déformation ou une monstruosité végétale produite dans l'ovaire, sous l'influence des causes déjà énumérées, et que nous allons développer.

Nous trouvons en partie les preuves de notre sentiment dans les nombreuses observations qu'a faites Bonjean dans son dernier traité de l'ergot.

« L'ergot se rencontre de préférence, dit-il, dans »les terrains humides, légers et sablonneux; les »terrains compactes en produisent moins, toutes »circonstances égales d'ailleurs.

»Une observation qui a été généralement faite »et que j'ai eu occasion de vérifier moi-même, c'est »que l'ergot se trouve surtout au couchant, sur le »bord des champs et principalement sur les épis »les plus élevés, par conséquent, sur ceux qui »sont le plus en contact avec l'air humide ou les »variations atmosphériques.

»J'ai interrogé, dit-il encore, beaucoup d'agri-»culteurs sur la cause de ce phénomène; ils s'accor-»dent presque tous pour l'attribuer au passage, »avant la floraison des blés, de quelques nuages qui »annoncent et précèdent ordinairement une *prompte* » *variation atmosphérique* (1), ou à un changement

(1) Bonjean, Traité de l'ergot, p. 5.

»subit de température. » Nous pouvons donc rai-
sonner *à priori* sur la formation de l'ergot.

M. Louis-Henri Blanc, cité par le même auteur,
à la page 25 de son ouvrage, vient lui aussi confirmer notre observation.

« On a très bien remarqué, dit-il, que l'ergot
»de seigle vient de préférence dans les terres
»légères et humides et sur le bord des champs.

»Les saisons pluvieuses, dit encore Bonjean,
»paraissent très favorables au développement de
»l'ergot. Toutefois, je pense que c'est à l'époque
»de la floraison des seigles seulement que la pluie
»influe d'une manière particulière sur la produc-
»tion de ce *sclerotium*. »

Enfin, pour confirmer nos appréciations, nous
ajouterons que pendant les années 1816 et 1817,
les plus humides certes qu'il y ait eu peut-être
depuis un siècle, les seigles furent infectés
d'ergot (1).

Il en fut de même en 1841 et 1843, toutes
années très pluvieuses. Enfin, nous ajouterons que
beaucoup d'auteurs ont pensé comme nous, puisqu'ils n'ont vu dans l'ergot de seigle qu'une monstruosité due à l'humidité de l'air et au mauvais
sol.

Nous sommes donc autorisé à penser que l'ergot est principalement dû aux trop grandes varia-

(1) Dict. de médec., Fabre, art. *Ergot*, p. 20.

tions de l'atmosphère ou à l'insuffisance des sels naturels et utiles à la végétation, contenus dans le sol. Par conséquent, nous étions en droit de le définir une *viciation* du grain, qu'elle soit due à l'altération des ovules, ou bien à celle des globulins du pollen.

Cette opinion qu'on ne pourra pas nous contester désormais, sera plus soutenable et mieux justifiée par l'étude spéciale que nous allons en faire.

Des causes formatrices de l'ergot, si nous pouvons ainsi parler, rapprochons celles de formation du tubercule chez les animaux. La similitude des causes déterminantes ou occasionnelles pour la production du tubercule dans le règne animal et dans le règne végétal, fixera complètement les esprits et établira, si non avec certitude, du moins avec de très grandes probabilités, la nature de cette singulière altération du grain.

Il en est du tubercule comme de tous les tissus de nouvelle formation, homologues ou hétérologues. Lorsqu'il se dépose dès son début, au milieu du tissu organique sain, on doit rationnellement le supposer formé d'une matière liquide. Ce qui semblerait établir la certitude médicale de cette proposition, ce sont les expériences de Schroëder-Van-Delkolk. Cet habile observateur a trouvé dans les premiers temps de la formation du tubercule, les granulations exclusivement formées par des cellules pleines de lymphe coagulable. La lymphe qui les distend est d'une limpidité parfaite, et on la reconnaît d'abord à la résistance qu'elle offre au doigt (1).

Nous convenons qu'il est pour le moment aussi facile de nier la vérité de cette proposition qu'il est difficile de la démontrer. Cependant, il nous paraît plus difficile encore et surtout moins scientifique d'admettre, sans preuve concluante, comme l'ont fait Dalmazzone, pour lequel le tubercule est constitué dès le début par un petit corpuscule rougeâtre et solide, et M. Rochoux qui croit aussi à la solidité du tubercule dès son origine, d'admettre dis-je, la formation subite et matérielle de ces granulations.

Il est impossible, ce nous semble, de croire à cette espèce de génération spontanée et solide du tubercule, sans s'exposer à de graves mécomptes ; en effet, la maladie *idiosyncrasique* dont le tubercule n'est que la manifestation extérieure, existe dans le principe même de la vie chez les animaux, et l'être dont la constitution est viciée dans son essence, ne naît pas toujours avec la manifestation de la maladie qu'il a puisée en germe dans la vie même de celui qui lui donne l'existence.

Nous devons par ce seul motif repousser énergiquement la production organique et spontanée du tubercule ; et s'il n'est pas démontré que ces

(1) A. Becquerel et Rodier, Etude sur le tubercule, 1851.

corps, étrangers à notre organisme, et nuisibles à la santé de l'homme, sentent, du moins est-il prouvé qu'ils croissent et meurent, et partant qu'ils vivent. Leur principe et leur formation doivent donc venir directement d'un être vivant, c'est-à-dire qu'ils doivent passer lors de leur éclosion par toutes les phases du développement normal de l'être animé quel qu'il soit.

L'opinion de Schroëder-Van-Delkolk se trouve confirmée par les expériences tentées et les résultats obtenus par MM. C. Baron qui admettent que les tubercules à l'état naissant sont formés par du sang sorti des vaisseaux, et placent leur existence dans un petit caillot fibrineux, par Natalis Guillot qui veut qu'il soit formé par une petite tache blanchâtre, qui elle-même est constituée par une matière grasse, dense et transparente, et par Vogel qui suppose que dans la granulation grise, la substance du tubercule est amorphe, homogène, solide, etc., quoiqu'il admette qu'elle a dû être sécrétée à l'état liquide.

Tous les botanistes admettent que dès le début de la fécondation, le fruit chez la plante est liquide et par conséquent le tubercule lui-même doit l'être. De plus, nous avons remarqué nous-même la matière sirupeuse qui exsude des petites fentes de l'ergot, et nous avons déjà sur ce point rapporté en substance les intéressantes études de M. Debourges. Ce savant botaniste voulut, avant d'en faire connaître les résultats, soumettre ses travaux à l'appréciation de l'Académie des sciences de Paris, et à l'examen de la Société des sciences naturelles et médicales de Bruxelles : la sanction de ces deux savantes compagnies nous est plus que suffisante pour mettre cette partie du débat hors de cause. Nous ferons remarquer cependant, avant d'en finir sur ce point, l'analogie parfaite qui existe entre ce premier état dans le tubercule animal et dans celui de l'ergot au début de sa formation. Il est fortement à présumer, nous dirons mieux, il est prouvé que le vice existe en principe dans le grain comme chez l'animal, et que les mêmes circonstances influent sur sa manifestation.

Et pour plus de preuves, essayons, pour terminer cette étude, de trouver, si nous le pouvons, dans les causes, soit prédisposantes, soit occasionnelles du tubercule chez l'homme, et dans celles de l'ergot des familles des graminées et des cypéracées, une similitude convenable.

L'hérédité chez les animaux joue un très grand rôle dans la production des affections tuberculeuses. Nous devons tout d'abord faire une remarque essentielle : c'est que la succession par progéniture ne transmet pas le tubercule lui-même, mais bien la prédisposition à contracter la maladie dont le tubercule n'est d'ailleurs que la manifestation extérieure.

Tous les hommes spéciaux qui se sont occupés avec soin de cette question, regardent aujourd'hui cette proposition médicale comme exacte et ne songent pas seulement à en contester la vérité, mais l'élèvent jusqu'à la hauteur de l'axiôme. C'est dans l'hérédité, pense Buchan (1), qu'il faut fouiller pour expliquer souvent l'état rachitique et languissant des enfants qui naissent de certains mariages; et l'illustre Fernel, lui aussi, considère comme premier bonheur de l'homme de naître de parents sains : *Maxima ortus nostri vis est, nec parùm felices benè nati* (2) *!!*

C'est assez dire par là que la maladie n'éclate qu'à la condition qu'une cause occasionnelle ou déterminante viendra lui donner le mouvement d'impulsion nécessaire à sa manifestation.

Dans un second plan du tableau, nous voyons se ranger par ordre d'importance, parmi les causes déterminantes et occasionnelles de ces affections, toutes les questions qui se rattachent à cette partie de l'hygiène qui traite des aliments, des lieux d'habitation, etc., etc....

Si l'on veut bien ne pas oublier que les épis de seigle, le plus généralement altérés, sont sur le bord des champs ensemencés, que le terrain dans lequel ils se trouvent est sablonneux, qu'il manque

(1) **Méd. dom.**

(2) *Univers med. de morb. caus., cap.* II.

presque complètement des sels propres à toute terre grandement végétale, que les engrais que l'on dépose sur les bords des champs sont lavés par les premières pluies, et qu'ainsi les seigles se trouvent privés des aliments nécessaires à une bonne et riche végétation, on sera forcé de convenir que là se trouvent toutes les conditions favorables à la production du tubercule du seigle.

De plus, il tombe lors de la floraison une pluie fine et peu abondante qui, remplacée immédiatement par un soleil ardent, contribue beaucoup à altérer le germe et parvient ainsi à dessécher la fleur. Cette cause ajoutée à celles que nous avons précédemment fait connaître, ne suffit-elle pas pour expliquer l'altération du pollen mal élaboré ou l'état atrophique et tuberculeux des ovaires ?

L'étude du tubercule doit beaucoup à l'immortel Laënnec ; cet auteur a précisé et éclairé une foule de problèmes afférents à ce sujet ; il en a poussé la science anatomique à un haut degré de perfection, et cette circonstance dut naturellement lui faire remarquer les organes qu'affectait de préférence la tuberculisation. Les organes reproducteurs occupent dans cette nomenclature générale un des premiers rangs. Nous ne cherchons point à faire cette étude particulière, nous ne voulons que rapprocher ce fait de ce que nous avons précédemment dit, et remarquer cette similitude entre le siége du tubercule dans l'espèce humaine et dans le seigle.

Après avoir étudié l'ergot dans ses causes de formations, disons quelques mots de sa structure anatomique, tout en la comparant à celle du tubercule dans le règne animal.

Dans l'espèce animale, les granulations sont demi-transparentes, exclusivement formées par des cellules pleines de lymphe : elles ont leur point de départ dans le tissu cellulaire. Ces granulations augmentent par intùs-susception, selon l'avis de plusieurs auteurs. En effet, contrairement à l'opinion du professeur Andral (et l'étude du ramollissement du tubercule détruit complètement la théorie de ce savant), Bayle en 1810, et plus tard Laënnec, ont admis cet accroissement par assimilation.

Souvent ces granulations sont unies entr'elles par un corps solide et très résistant, et la structure anatomique de l'ergot offre la plus grande ressemblance avec celle du tubercule, puisqu'en effet l'ergot se compose de plusieurs cellules intimément jointes entr'elles par un tissu très serré et gorgées d'un liquide épais et oléagineux.

Ne bornons pas là notre travail, et voyons si l'ergot, en supposant qu'il soit un champignon, pourrait naître dans la plante graminée, et si, trouvant là tous les principes utiles et nécessaires à sa formation, il devrait toujours conserver la forme du grain du seigle.   3

Et d'abord pour cette dernière particularité, est-il possible d'admettre que les *cordyliceps purpurea* de MM. Fries, Schumacher, Tulasne, etc., ne conservent l'aspect grossier du seigle, que parce que les téguments de l'ovaire grandissent sans s'écarter complètement de la forme qu'ils eussent revêtue s'ils avaient dû abriter une graine véritable? Non sans doute! car, s'il en était ainsi, cet être parasite devrait tout au moins reprendre, quand il aurait échappé à l'action des téguments enveloppant l'ovule, sa forme normale; il n'en est rien cependant. D'après cette théorie, il reste à démontrer encore que la semence de cet agame trouve dans l'organe femelle du seigle tous les principes nécessaires à son éclosion et à son développement. Je ne parlerai point ici des difficultés matérielles qu'éprouverait la semence du champignon pour pénétrer dans l'ovule du seigle; car, s'il fallait rapporter au hasard seul le développement de ce parasite au lieu et place du grain avorté, comment MM. Fries, Tulasne, etc., n'auraient-ils pas senti la nécessité de se substituer eux-mêmes au hasard et de provoquer artificiellement sur les organes générateurs du seigle la venue du *sclerotium clavus* ou bien celle du *cordyliceps purpurea?* Cette production obtenue, la science génératrice de l'ergot serait aussi avancée que pourrait le désirer M. Tulasne; alors, mais alors seulement, cette science serait faite. Ce résultat obtenu, il resterait encore à démontrer que ce champignon possède, dans sa nature même, toutes les propriétés de l'ergot de seigle ; cette étude terminée, ne resterait-il pas à prouver la possibilité d'unir la puissance reproductrice des agames à celle des monocotylédones, pour obtenir un être particulier et possédant à lui seul les propriétés des deux végétaux producteurs ?

Au dire de MM. Fée (1), Bonjean, etc., plusieurs grains complètement ergotés conservent malgré cela beaucoup de fécule et jouissent aussi des propriétés médicinales et toxiques de l'ergot ; tandis que l'analyse du champignon en général a prouvé que cet agame ne contient pas de fécule.

Ces quelques remarques ne mettent-elles pas en question la théorie brillamment exposée devant l'Académie des sciences de Paris, il y a peu de temps, par un des savants botanistes de notre époque, M. Tulasne ? Pour mémoire seulement, nous rappellerons que Wiger a obtenu l'ergot de seigle par la semence des *sporidies* du *sclerotium clavus* sur les fleurs de cette graminée, et quoiqu'ait pu faire ce savant botaniste pour propager et assurer sa découverte, il a trouvé peu de disciples qui voulussent croire à ces effets reproducteurs, même après avoir expérimenté après lui.

_____

(1) Mémoire sur l'ergot de seigle et sur quelques *agames* qui vivent parasites sur les épis de cette céréale, Strasbourg, 1843.

De l'exposition de ces faits, nous concluons que, malgré les opinions de Dalmazzonne, Rochoux, qui pensent que l'origine du tubercule est solide, il est plus naturel de croire avec Schroëder-Van-Delkolk que le tubercule naissant est exclusivement formé de lymphe coagulable. Ce sentiment a attiré à lui plusieurs savants déjà cités.

Si nous rapprochons ces appréciations de celles de Debourges, nous dirons avec lui qu'une *matière sirupeuse* s'exsude aussi des petites fentes de l'ergot. Or, comment est formée cette matière? Quel en est le principe? Nous ajouterons que ce principe est le même chez les graminées que chez les animaux.

Et, en effet, *la succession par progéniture ne transmet pas le tubercule* lui-même, mais bien, comme nous l'avons écrit, la *prédisposition* à contracter la maladie. Nous pourrions, si ces preuves ne nous paraissaient pas suffisantes, rappeler que M. Bonjean a remarqué que, toutes conditions égales d'ailleurs, le grain ramassé dans le même champ produisait moins d'ergot, si on l'ensemençait dans un autre terrain différent par sa nature de celui qui l'a produit.

Ainsi donc, les épis de seigle qui ne seraient pas immédiatement attéints, contractent leur maladie *tuberculeuse* et *viciée,* soit par leur exposition mal aérée, ou parce qu'ils sont mal nourris dans les diverses positions qu'ils occupent sur le sol, soit enfin par leurs contacts avec des courants atmosphériques que nous devons appeler morbides et dangereux ; de là, naît le vice que nous avons constaté avec tant d'avantage avec les maîtres de la science, mais sous un point de vue spécial et particulier.

Comment viendraient-ils aujourd'hui rechercher un champignon là où nous ne pouvons pas en voir, puisque dans l'espèce animale en général, comme dans l'espèce végétale dont il s'agit en particulier, la constitution anatomique du tubercule est la même, et que du reste, comme nous l'avons démontré, il est impossible de retrouver là les conditions nécessaires à l'éclosion et au développement d'un champignon dans l'ovule du seigle ?

Cette étude doit-elle nous porter à méconnaître le mérite des savants qui se sont occupés de cette question ? Non certainement, surtout quand par nos expériences nous sommes arrivé à faire germer le *cordyliceps purpurea* ; mais aussi nous devons dire que cette circonstance a été bien loin d'ébranler notre conviction. Les petits corps reproducteurs de ce champignon existent, en effet, sur l'enveloppe du grain du seigle, au même titre que tout parasite sur une plante quelconque ; ils nous ont paru être placés entre le *testa* de Gœrtner et le *tegmen*. La dissection que nous avons faite du grain ergoté a éclairé complètement, à notre avis du moins, ce point important de sa nature. Et voici comment nous nous sommes convaincu de ce fait : nous avons coupé par tranches *transversales* et minces un grain de seigle sur lequel le cordyliceps ne s'était encore que médiocrement développé , et chacune de ces tranches a été soumise à l'étude microscopique , et le *tegmen* séparait complètement la partie propre du grain du seigle altéré de la racine du parasite qui était venu se développer à sa surface.

Le grain du seigle altéré lors de sa formation produit par son volume la déchirure des balles calicinales, tant est forte en lui , et qu'on me passe l'expression , la *turgescence humorale ;* aussi se fendille-t-il, comme l'a prouvé M. Debourges , et c'est dans ces fentes que viennent se placer les sporidies du *cordyliceps purpurea ;* ces corpuscules sont plus tard recouverts par la cicatrice qui se forme , aussi voit-on ces cryptogames naître dans un certain ordre à la surface de l'ergot.

Ainsi donc et pour résumer cette étude , nous dirons que le *seigle altéré n'est que la tuberculisation du grain avec destruction complète du germe et coexistence de sporidies de certains cryptogames parasites, qui lors de leur développement ne paraissent pas dépasser la seconde enveloppe de la graine.*

Qu'on ne s'étonne donc pas de nous voir repousser le sentiment de nos devanciers sur la formation de l'ergot, quand nous avons de si bonnes raisons pour le combattre. Nous avons succincte-

ment étudié toutes les causes qui peuvent produire
l'ergot du seigle, et c'est en elles que nous pensons avoir trouvé la nature intime de cette altération du grain. C'est pourquoi nous pouvons répéter
avec le philosophe Condillac : « *Que l'analyse est
le vrai secret des découvertes.* »

§ III.

DESCRIPTION PHYSIQUE DE L'ERGOT.

De célèbres cryptogamistes, dit Bonjean, se
sont très spécialement occupés de ces singuliers
produits dans lesquels on découvre à l'œil nu ou à
l'œil armé du microscope ces parties distinctives
qui les ont autorisés à former les genres qu'ils ont
appelés du nom générique d'hypoxilès, et dont
l'ergot, c'est-à-dire le *sclerotium clavus* du professeur de Candolle fait partie, quand pour nous
il n'est que la *tuberculisation* du grain avec *destruction complète du germe.*

Cette singulière dégénérescence du grain du
seigle qui a des effets si terribles à la fois et si
salutaires sur la production ou la cure des maladies auxquelles l'organisation physique et matérielle de l'homme peut être soumise, a été repoussée

en tant qu'on pourrait la considérer comme *être* parasite par toute l'énergie de notre conviction. Cette idée, en effet, nous a paru si peu vraisemblable, que nous n'avons pu nous y rattacher, et que suivant quelques esprits divergents, nous avons préféré ne voir dans l'ergot du seigle qu'une tuberculisation des vaisseaux, avec altération de même nature des ovules ou des globulins du pollen.

Sans chercher dès aujourd'hui à donner à notre opinion le caractère scientifique qu'elle aura peut-être un jour, rappelons que sous l'influence des causes que nous avons précédemment énumérées, le grain du seigle s'altère, augmente plus ou moins de volume, s'allonge ou se recourbe quelquefois, se colore en brun-violet et change sa partie amylacée en d'autres principes doués de vertus médicinales et de propriétés vénéneuses que personne ne conteste plus maintenant.

L'ergot que d'autres botanistes ont appelé *secale cornutum*, et *chambucle*, en patois lyonnais, revêt indifféremment diverses formes, d'où lui viennent ses noms divers de seigle à éperon, de clou de seigle, de blé cornu et de blé farouche qu'il porte dans les provinces de la France.

L'épi du seigle n'a généralement qu'un ergot. Il n'est pas rare d'en trouver jusqu'à trois ou quatre superposés dans le même épi.

Il prend encore tantôt la forme d'un clou effilé, tantôt il est recourbé et ressemble à l'ergot du

coq. Cette année, nous avons rencontré un grain
dégénéré qui affectait la forme d'un prisme trian-
gulaire, et offrait sur chaque face un sillon
longitudinal. Cette variété toutefois est plus rare
que ne l'est la précédente. On voit ainsi par les
diverses formes prothéiques qu'il affecte, combien
les anciens devaient trouver difficile d'en faire
l'étude approfondie. Cette circonstance ne fut
peut-être pas sans commander leur silence.

La surface de l'ergot est raboteuse, sa base est
un peu amincie et plus pâle que ne l'est sa partie
supérieure.

Mis en pièce, l'intérieur de l'ergot est d'un
blanc sale, parfois violet, mais le plus souvent
d'un blanc violacé. L'ergot du seigle est plus allongé
que ne l'est celui du froment. L'avoine dont le
grain est altéré est linéaire, et celui du poä est
ovoïde. Dans tous les cas, sa couleur reste la
même, et on y rencontre le sillon caractéristique
et longitudinal.

L'ergot peut encore varier dans sa longueur.
Cette année, j'en ai ramassé plusieurs dont la
longueur excédait la mesure de cinq centimètres,
et le savant pharmacien de Chambéry, M. Bonjean,
en a vu de six centimètres de long: sa mesure
ordinaire est de vingt à trente millimètres.

Parce qu'il possède une consistance ferme, il
devient difficilement friable, perd de son poids
par la dessiccation, casse net, brûle sans bour-

souffler, comme le font les semences huileuses, et dégage une odeur comparable à celle de la noix brûlée ; il émet une vive lumière. Récemment pulvérisé, il a l'odeur du pain frais ; mais vieux, il a une odeur désagréable et sent le rance. Il s'altère avec le temps, et alors il devient la proie à l'intérieur de l'acarus, sans perdre pour cela ses propriétés médicinales et toxiques.

Nous examinerons dans un autre travail si c'est à cette particularité que l'on doit rapporter la croyance du docteur Ramsbotham. Ce savant, en effet, ne croit à l'action excitatrice de l'ergot que si l'infusion de ce grain a une *couleur de chair*. Nous aurons aussi à étudier alors pour ce cas spécial, le rôle que joue le *cordyliceps purpurea* dans l'action thérapeutique que nous attribuons au seigle altéré, alors seulement que ce grain est employé comme agent salutaire.

Sa saveur d'abord agréable, devient bientôt styptique et mordicante : cette sensation persiste pendant quelques minutes ; M. Callou en a rencontré qui possédaient une odeur bien prononcée de viande rôtie. On ne peut expliquer cette circonstance, dit Bonjean, qu'en la rapportant à un effet de fermentation intérieure ; et le pain de seigle ergoté qui a fermenté a une odeur de suif.

Que si par cas on recueillait l'ergot après son développement, on verrait qu'il est plus grêle et moins volumineux, et par contre moins forcé en couleur qu'arrivé au terme de sa mâturité. Pour lors, il n'est pas vénéneux. Cette action nuisible ne se manifeste que dix jours environ après son éclosion ; à cette époque seulement, sa mâturité est parfaite. Dans certains cas cependant, cinq ou six jours peuvent suffire pour que le grain ergoté arrive à ce résultat.

Comme on le voit, l'étude de cette graminée n'est pas sans intérêt dans la science végétale, et plus que tout autre, elle a jusqu'à ce jour excité la curiosité et les recherches des savants.

Et, en effet, cette anormale formation a dès l'abord frappé l'œil observateur du savant botaniste ou du physiologiste, et il a dû naturellement se demander et chercher lui-même où, comment et sous quelle influence délétère et morbide cette complète déformation du grain du seigle avait pu se produire, et voilà pourquoi chacun s'est mis à l'œuvre, voilà pourquoi on l'a étudié dans son principe, son influence et ses effets ; et de là sont venus les systèmes et les théories que nous avons donnés plus haut, et qui, quoique divers et différents, finissent tous par regarder l'ergot comme un *champignon*, sentiment dont nous avons cru devoir nous séparer, comme peu conforme à l'essence de la maladie que nous avons étudiée nous-même, et que nous avons fait connaître d'une manière toute spéciale.

Mais ce ne serait pas avoir assez fait que d'avoir

écrit l'histore de l'ergot, d'avoir expliqué sa nature, pénétré les secrets de sa formation, sans oublier sa description physique, si nous ne nous empressions de mettre sous les yeux de nos lecteurs ses emplois thérapeutiques.

C'est dans cette étude surtout que chacun pourra apprécier de quel puissant secours. est l'ergot dans la science médicale, et combien plus que tout autre il mérite de fixer l'attention du monde médical.

En résumé, ce remède peut être considéré comme une des heureuses découvertes de la deuxième partie du dix-huitième siècle, à laquelle la première moitié du dix-neuvième est venue ajouter son caractère particulier de science et d'audace.

CHAPITRE DEUXIÉME.

DES EMPLOIS THÉRAPEUTIQUES DE L'ERGOT
ET DE SON MODE D'ACTION.

---

§ Ier.

DANS LES ACCOUCHEMENTS.

L'ergot, d'après ce que nous avons dit dans les pages précédentes, et pour nous conformer à l'usage, est une dégénérescence solide et cornue ou champignonnée, née en place du grain chez plusieurs plantes de la famille des graminées ou de celle des cypéracées, et, quoiqu'employé depuis de longues années par quelques matrones et quelques empiriques, il n'a été convenablement connu pour ses divers emplois thérapeutiques qu'au

dix-huitième siècle. Les praticiens anglais, réunis
en congrès sous la présidence de Denman, procla-
mèrent l'utilité et la nécessité de l'*accouchement
prématuré artificiel*, dans certaines circonstances
fortuites ou organiques dépendantes de vices de
conformation de la mère ou de l'enfant.

Dès-lors, il fut facile de prévoir et de pressentir
que l'ergot du seigle était appelé à jouer un rôle
important dans l'art des accouchements, et, dès
ce moment, il commença à apporter dans la pratique médicale toute la puissance de ses propriétés
excitantes.

Mais avant de prouver que l'ergot du seigle agit
surtout comme toxique et stimulant, ainsi que
l'ont d'ailleurs si bien fait voir, avant nous, M.
Bonjean (1), pharmacien à Chambéry, et avant lui
l'expérience de chaque jour; et de montrer son
action expresse sur l'utérus chez les femmes qui
sont en travail d'enfantement, prouvons par les
faits et par l'histoire thérapeutique de l'ergot
ces propriétés spéciales.

Nous sommes ainsi amené à parler de la valeur
obstétricale de cette substance. Le pouvoir qu'elle
a d'agir sur la matrice d'une manière directe (ce
qui est pour nous tout-à-fait incontestable), ressort
pleinement de la lecture attentive des travaux des
médecins qui se sont spécialement occupés de

(1) Traité de l'ergot du seigle, 1845.

cette question importante. M. Van-Wageninge (1) employa dans ce but, et l'un des premiers, l'ergot du seigle. Cependant, nous devons à la vérité de dire que feu Dezeimeris en avait, dès 1832, et sous toutes réserves, proposé l'emploi (2). D'ailleurs, qu'on se rappelle que le docteur Wardleworth a cité plusieurs cas d'accouchements prématurés artificiels, tentés à l'aide de ce stimulant et avec succès par lui-même (3) ou par le docteur Ramsbotham de Londres (4).

Quoiqu'on ait écrit pour ou contre l'emploi de l'ergot pour les cas où les accouchements sont difficiles ou dangereux, nous n'en prouverons pas moins avec les graves et consciencieux témoignages qui militent en sa faveur, que par l'intermédiaire de la moelle épinière, cette substance peut agir directement sur l'utérus chez les femmes en mal d'enfant, que son utilité est certaine, qu'il ne nuit généralement pas à la mère et jamais au fœtus. « De toutes les propriétés de l'ergot du seigle, écrit le professeur Trousseau, la plus importante et la plus incontestable est certes celle de solliciter des contractions utérines dans le cas d'inertie de la matrice (5). »

(1) Annales de la société médico-chirurg. de Bruges.
(2) Dictionnaire en 30 volumes.
(3) Traité sur la vertu provocatrice et expulsive de l'ergot.
(4) *London med. Gazette*, t. xiv, p. 84.
(5) Traité de thérapeutique, **Trousseau** et Pidoux.

Avant de développer cette importante question
qu'ont, à notre avis, complètement résolue
MM. les docteurs Van - Wageninge et Wardleworth, nous devons dire qu'il est certains cas
dans les accouchements où, de l'aveu de tous les
auteurs qui ont écrit sur la matière, il n'est point
utile de donner l'ergot, et même dans lesquels
son administration est contr'indiquée, et pour tout
dire, serait dangereuse.

Ces cas peuvent ainsi se résumer :

1º Toutes les fois que le travail n'est pas commencé, que l'art n'a pas besoin d'intervenir pour
terminer l'accouchement et qu'il existe des vices
organiques dépendants de la mère ou de l'enfant.

2º Dans les cas de pléthore, avec plénitude et
dureté du pouls, coloration de la face, et que,
malgré de vives douleurs utérines, le travail reste
stationnaire.

3º Dans ces dernières circonstances, le praticien doit recourir à la saignée, aux bains, ou,
suivant la méthode de Burns, employer les narcotiques, soit sur le col, soit à l'intérieur, etc., etc.;
mais si ces moyens échouaient, il serait impru-
dent de ne pas recourir à l'ergot.

D'après Villeneuve (1) et Gendrin, pour avoir
recours à l'ergot, il faut qu'il ne manque que des

(1) Mém. hist. sur l'emploi du seigle ergoté dans les accouchements,
1827, pag. 73.

contractions utérines pour l'expulsion du fœtus,
mais si la nature seule peut suffire, il faut se
garder d'employer ce remède. « Du reste, écrit
»Villeneuve, l'ergot ne paraît avoir d'action pro-
»noncée sur l'utérus que lorsque cet organe,
»contenant le produit de la conception, est au
»moment de l'expulser. »

Si dès le début du travail, il survient une
hémorrhagie légère, on doit s'abstenir de donner
l'ergot, tant que le col n'est pas dilatable ; alors
on rompra les membranes, si elles sont intactes.
La conduite de l'accoucheur sera toute autre si
l'hémorrhagie est sérieuse. Ces diverses propositions peuvent ainsi se résumer, écrit le docteur
Dupont :

« Il ne faut jamais employer l'ergot de seigle
»dans l'inertie par pléthore, ni par état spasmo-
»dique, ni toutes les fois que l'accouchement ne
»peut se terminer naturellement. Tandis que
»l'ergot est appelé à rendre de grands services
»toutes les fois que l'accouchement exige une
»prompte terminaison, surtout si l'enfant est
»engagé au détroit supérieur; il est principalement
»indiqué dans les cas d'hémorrhagie et d'inertie
»de la matrice (1). »

Ce n'est donc que lorsque la nature ne peut
faire tous les frais de la parturition, qu'il est bon

(1) *Courrier médical*, janvier 1854.

de savoir s'il est plus utile d'avoir recours à l'ergot du seigle , pour aider à la délivrance de la femme , qu'au forceps.

Pour nous , le moindre doute ne peut exister, puisque les quelques autorités que nous avons citées et qui *à priori* nous servent déjà à asseoir notre jugement , sont trop grandes pour que nous puissions hésiter un seul instant à recommander ce médicament comme salutaire et indispensable.

« Oui, dirons-nous avec le professeur Trousseau, »l'ergot a une action directe et spécifique sur »l'utérus , il est seul appelé à provoquer des con-»tractions utérines dans le cas d'inertie de la »matrice (1). »

Et, en effet, les habiles praticiens Stéarns , Prescot (2), Desgranges, Goupil (3), Villeneuve (4) et Bayle qui ont le plus préconisé la vertu obstétricale de l'ergot et l'ont tiré de l'oubli et du mépris où il était resté si longtemps, se sont tous empressés de nous donner des preuves certaines de leur science usuelle et de leur réussite, par l'emploi qu'ils ont fait de cette substance dans les accouchements difficiles qu'ils ont été appelés à

(1) *Loc. cit.*

(2) *Dissertation on the natural hystory and medical effects of secale cornutum of ergot, by Oliver Prescott medical and physical. journal.*

(3) *Journal des progrès, 1837, t. III, p. 160.*

(4) *Loc. cit.*

terminer. Nous devons cette justice de reconnaître que Stéarns a été un des premiers à éveiller l'attention du monde médical sur les propriétés obstétricales de l'ergot dans une lettre savamment écrite au docteur Akerly de New-York (1). L'américain Prescot (2) vint après lui ; ce dernier observateur appliqua l'ergot du seigle non seulement à l'inertie de la matrice, mais encore à la leucorrhée et aux pertes utérines ; et, presque en même temps ou peu avant, Desgranges de Lyon, dont l'attention fut éveillée par la pratique de certaine matrone qui se servait de l'ergot dans les accouchements difficiles, constatait, lui aussi, d'une manière certaine, par ses nombreuses expériences, que l'ergot était très puissant à amener un prompt accouchement en produisant, comme nous l'avons dit, des contractions utérines.

Goupil et Villeneuve qui avaient scrupuleusement étudié tout ce qui avait été dit sur cet important sujet par les médecins de New-York, confirmèrent par leur propre expérience et leurs écrits, qu'il serait trop long de citer, la vertu de l'ergot et toutes ses propriétés obstétricales déjà constatées par ces médecins. Bayle a résumé le résultat des faits publiés jusqu'à l'année 1835 (3).

(1) Fabre, Dict. des Dict., t. vii.
(2) Loc. cit.
(3) Bibliothèque de thérapeutique, t. iii.

Ce médecin assure que sur onze cent soixante-seize cas d'accouchements ralentis ou empêchés par l'inertie de la matrice, mille cinquante-un ont été plus ou moins promptement terminés par l'emploi de ce médicament. Dans cent onze cas l'ergot a échoué, et dans quatorze le succès a été modéré. Sur ce nombre de revers, Mme Lachapelle fournit pour sa part plus de cinquante insuccès.

Aux essais déjà notés, nous pouvons joindre ceux de MM. Masheurat-Lagemard qui n'a obtenu que des succès, et de Letellier qui sur trois cents cas, ne compte pas un seul revers. Le docteur Ramsbotham (1) de Londres dit avoir réussi dans vingt-six cas à produire l'accouchement prématuré, par l'administration du seigle ergoté, sans avoir recours à aucun autre procédé. Ce médecin considère l'ergot comme délétère et nuisible au fœtus. D'après les faits qui lui sont personnels, il établit la statistique suivante : dans trente-six cas, dans lesquels il a provoqué prématurément le travail en perçant les membranes, vingt-et-un enfants sont nés vivants ; dans les vingt-six cas où l'ergot a été employé dans le même but, douze enfants seulement auraient été vivants et même la plupart d'entr'eux n'auraient pas tardé à mourir. Cette différence dans le résultat serait à noter, si elle

(1) *Lond. med. Gazete*, 1834.

ne tenait pas à des circonstances particulières que nous étudierons bientôt.

D'après MM. Dewes, Grandin, après l'administration de cette substance, les maux de reins disparaissent, les douleurs deviennent promptement expulsives et sont constamment de bonne nature.

Nous même, dans dix circonstances presque identiques, nous n'avons eu qu'à nous louer de son efficacité. Pendant des convulsions chez une femme arrivée au huitième mois de sa grossesse, nous avons obtenu, sans résultat heureux pour la mère ni pour l'enfant, la dilatation complète du col. Nous devons à la vérité de dire que nous employâmes concurremment les saignées et les bains. Il est donc démontré par nos essais comme par la pratique des auteurs que nous venons de citer, que l'ergot du seigle non altéré et à doses suffisantes produit constamment, ou à peu près, des contractions utérines, et que dans les cas difficiles et dangereux, il est mieux d'avoir recours à l'ergot qu'au forceps.

Après toutes les preuves convaincantes que nous venons de fournir, et les autorités que nous venons de citer en faveur de l'emploi de l'ergot dans les accouchements difficiles et la constatation de ses effets excitants sur l'utérus, Chaussier surtout et Mme Lachapelle sont mal inspirés à venir contester son efficacité. Pour Mme Lachapelle, « *l'inno-*

cence de l'ergot est sa grande vertu. » Ce mot trop
prétentieux pour ne pas être malheureux, reçoit
tous les jours de nombreux démentis. C'est qu'en
effet, durant sa carrière médicale, cette habile
sage-femme ne put obtenir que deux heureux résultats. Nous regrettons vivement qu'une si savante
maîtresse ès-accouchements, n'ait généralement
eu recours qu'à une substance altérée ou employée
à de trop faibles doses.

C'est de là que sont venues toutes ses décep-
tions ; ne croyant pas à la puissante vertu spécifique, si j'ose ainsi parler, du seigle ergoté, se
trompant dans son application, comme quelques-
uns de nos confrères, elle est toujours restée
au-dessous de sa tâche, et ses prétendus insuccès
l'ont rendue hostile à cet énergique remède.

Malgré cela, d'après Prescot, Stéarns, Desgranges, Villeneuve, etc. etc., l'emploi du seigle
ergoté est indiqué toutes les fois que le travail de
l'accouchement est languissant, qu'il est commencé
depuis un temps assez long, que les douleurs sont
suspendues ou sans faculté expulsive, que le fœtus
a franchi le détroit supérieur, que le col de l'utérus
est dilaté, en un mot, toutes les fois qu'il ne manque pour la sortie de l'enfant que des contractions
utérines suffisantes. D'après Chevreul et Michell,
on peut recourir à l'usage de cette substance,
même dans le cas de non dilatation de l'orifice du
col, et si l'accouchement s'accompagne de con-

vulsions, comme nous en avons précédemment rapporté succinctement un cas qui nous est personnel, il serait sage, selon MM. Waterhouse et Roche (1), de recourir exclusivement à son emploi. Nous sommes loin toutefois d'admettre sans réserves l'affirmation de ces derniers accoucheurs.

L'ergot a donc une action particulière ou qui lui est propre pour combattre les dangers des accouchements heureux ou malheureux. Ainsi, ses propriétés sont franchement excitantes, astringentes et toxiques, comme nous venons de le démontrer à l'aide et avec le concours de tous les médecins qui ont, de même que nous, reconnu et constaté la vertu et la puissance de l'ergot. Nous aurons bientôt l'occasion de revenir sur cette importante question, et nous prouverons que l'ergot est toxique, à la fois astringent et excitant. Pour cela, nous nous servirons des documents qui précèdent ou qui vont suivre, et nous serons aussi amené à traiter succinctement de l'ergotisme.

Maintenant que nous connaissons la puissance de l'ergot dans les accouchements, il faut bien dire un mot de son action et savoir s'il peut être dangereux pour la mère ou pour l'enfant.

L'action de ce médicament sur la matrice est facile à reconnaître par la promptitude avec laquelle se manifestent les douleurs de l'enfante-

(1) Fabre, Dict. des Dict., t. vii, p. 189.

ment, qui s'étaient affaiblies ou suspendues. C'est qu'en effet, le seigle ergoté, en agissant ainsi que nous l'avons dit (et d'ailleurs nous le démontrerons mieux), comme surexcitant la moelle épinière et les nerfs qui en partent, et comme on l'a remarqué, agit aussi secondairement sur la matrice, y produit cette contraction nerveuse qui l'excite, la conforte, et fait qu'elle refoule par un mouvement réglé et presque convulsif le fœtus vers le col, et la promptitude de ces manifestations après l'emploi de l'ergot ne permet point de confondre les douleurs qui succèdent à son administration, à cause de leur vivacité et de leur permanence avec de fausses douleurs.

Et en effet, peu de temps après son ingestion, les douleurs reparaissent avec une énergie quelquefois très grande, et au lieu d'être courtes et intermittentes, elles sont vives, longues et plus ou moins permanentes. L'abdomen devient plus dur et plus tendu que dans les contractions ordinaires de la matrice, en sorte que l'accouchement qui s'était arrêté, fait des progrès rapides, et on le voit en peu de temps arriver à son terme. Ainsi donc, ce qui constitue l'action de l'ergot, et ce qui fait son caractère essentiel, ce sont principalement la promptitude et la durée des contractions utérines.

Toutefois, n'oublions pas de dire que les douleurs expulsives ne surviennent guère avant dix minutes ou après une demi-heure. Sur vingt-huit cas, Prescot a vu son action se manifester une fois après huit minutes , sept fois après dix , trois fois après treize , trois fois après quinze et quatre fois après vingt. Sa durée d'action varie de demi-heure à une heure et demie environ. Dans quelques circonstances, elle peut être ou plus longue ou plus courte. Dans cinquante-neuf cas , Prescot (1) fixe le terme de son action à une heure et au-delà , mais elle va en s'affaiblissant à mesure qu'on s'éloigne du moment de l'ingestion de l'infusion , puis elle recommence dès qu'on administre une nouvelle dose de seigle. Le pouvoir de ce remède (2) à produire de nouveau les contractions utérines, a été contesté par quelques auteurs , bien qu'ils lui accordent la propriété d'augmenter les contractions déjà commencées , tandis que d'autres observateurs vont jusqu'à dire , comme nous le verrons bientôt, qu'il n'a aucune action sur l'organe gestateur.

Malgré tout ce que je viens de dire , selon quelques praticiens, l'infusion de l'ergot présente dans son administration des dangers pour la mère et pour l'enfant. M. Girardin a déclaré devant l'Académie de médecine que, dans les colonies, l'ergot était regardé comme provoquant l'avortement , et

(1) *Loc. cit.*

(2) Simpson , ancien Président de la Société royale d'Edimbourg. Mémoires lus à la Société médicale d'émulation de Montpellier, *Annales cliniq.*, N° 3, 1857.

M. Inglebi, qui lui aussi regarde ce remède comme *désastreux*, affirme que les mort-nés sont très communs aux États-Unis, depuis que l'usage du seigle ergoté y est très répandu. Plusieurs médecins de Paris ont fait, dit-on, la même remarque.

Ces honorables confrères furent si émus de la mortalité chez les nouveaux nés, que M. le Préfet de la Seine, prévenu par eux, crut devoir intervenir auprès de l'Académie de médecine et lui demander de fixer le degré d'influence de ce médicament sur la vie intrà-utérine des enfants et sur la santé des mères, de rendre la solution de ce problème aussi publique que possible, afin de rappeler aux médecins la prudence avec laquelle ils doivent se servir de l'ergot. En avril 1845, la communication fut faite à ce corps savant, et le 1er octobre 1850, M. le docteur Danyau, rapporteur, déposa au nom de la commission nommée pour cette étude, les conclusions suivantes :

1° Le seigle ergoté, quels que soient d'ailleurs les avantages attachés à ce précieux médicament, peut, quand il est imprudemment administré, déterminer la mort de l'enfant et des lésions chez la mère ;

2° Dans l'état actuel de la législation, il n'est pas possible d'interdire aux sages-femmes le droit que la loi leur donne d'administrer le seigle ergoté, et cette interdiction aurait d'ailleurs de graves inconvénients dans certains cas (1) ;

3°. . . . .

4°. . . . ; . . . .

Ces deux dernières conclusions n'étant d'aucune utilité pratique ou théorique, doivent être passées sous silence.

Les accoucheurs se partagèrent dans cette grande discussion. A MM. Velpeau, Moreau et Danyau lui-même, qui croyaient voir dans l'emploi du seigle ergoté de graves dangers pour la mère et pour l'enfant, MM. Gerdy aîné, Gibert et Roche opposèrent une multitude de faits contraires, qui tous prouvèrent l'innocence réelle et surtout l'utilité pratique de ce médicament. Le docteur Chrestien affirme que l'usage de ce remède lui est très familier, et qu'il n'a jamais vu survenir d'accidents quand l'ergot était administré par des mains habiles (2).

Nous reviendrons bientôt sur ces faits, et nous entrerons alors dans tous les développements qu'exige leur étude clinique.

Quoiqu'il en soit, nous pouvons par anticipation dire de cette substance ce que l'illustre Georges Wédel disait de l'opium :

Sacra vitœ enchora, circumspectè agentibus : Cymba charontis in manu imperiti.

(1) *Bulletin de l'Académie de médecine*, octobre 1850.

(2) *Gazette médicale de Montpellier*, N° 8, 15 novembre 1850, p. 128.

Selon le docteur Ramsbotham, son action est délétère pour le fœtus. MM. Oslère, Thompson, Duchâteau le considèrent comme abortif, et enfin Danyau et Depaul vont jusqu'à vouloir proscrire l'emploi de cette substance. Ce dernier qui a singulièrement restreint les cas dans lesquels on pourrait seulement recourir à ce médicament, qu'il affirme être dangereux pour le fœtus, pense qu'on ne préjudicierait pas beaucoup aux femmes en en supprimant l'usage.

D'un autre côté, Stéarns, Prescot, Goupil, Desgranges, etc., etc., n'ont obtenu que des succès et n'ont jamais eu à se repentir de l'emploi du seigle.

Il nous est arrivé, dans deux circonstances, sur le nombre des cas qui nous sont personnels, de voir naître des enfants morts. Dans chacun de ces cas, la mère était une primipare. Ne pourrait-on pas penser que les fœtus auraient eux-mêmes causé leur mort, par la compression qu'ils exerçaient sur le cordon, alors que les contractions utérines étaient surexcitées et que le plancher périnéal, trop énergiquement comprimé ou trop vivement repoussé, ne pouvait employer son élasticité particulière pour obtenir une dilatation convenable de la vulve. Cette force d'expulsion due à l'action de l'ergot et aux contractions naturelles de la matrice, cette autre dite de résistance due au plancher périnéal, obligent le fœtus à rester

plus ou moins de temps pour franchir la portion
vulvaire du conduit. L'asphyxie devient d'autant
plus imminente, que l'enfant y séjourne plus
longtemps. Cet accident n'est pas, à notre avis
du moins, si fortement à redouter chez une femme
non primipare.

Et d'ailleurs, parce qu'on aura administré l'ergot intempestivement, qu'on l'aura donné avec
trop de continuité ou à trop fortes doses, sur des
sujets mal disposés ou trop affaiblis par leur constitution ou leur état rachitique et languissant, il
ne s'en suit pas pour cela qu'on puisse être autorisé à nier l'utilité et l'importance d'un remède si
généralement approuvé, que vantent et que préconisent tant d'habiles médecins. Comme le dit
très bien le docteur Fabre (1) : « Dans quelques
»cas surtout, lorsque la dose est trop forte, il
»survient des nausées, des vomissements, une
»légère dilatation des pupilles, de la céphalalgie,
»des vertiges, un peu d'assoupissement. » Il
paraîtrait d'après cela que l'usage et la prudence
dans l'administration de l'ergot seraient la sauve-
garde des malades ; et ne serait-on pas d'ailleurs
autorisé à penser que ces dangers qui se manifestent surtout aux colonies sont dus principalement
à l'acclimatation ou aux vertus spécifiques de l'ergot, plus actif peut-être dans ce pays qu'en

(1) *Loc. cit.*

France, et surtout à la manière dont il est récolté ou à quelques accidents de température ou de cueillette, car, d'après les expériences de M. Kluge, le seigle ergoté, ramassé avant la moisson, est seul efficace ; pour d'autres observateurs, au contraire, il faut attendre une parfaite mâturité. Du reste, les vertus obstétricales et hémostatiques de l'ergot existent avec toutes leurs propriétés médicales, à toutes les périodes de son développement (1).

Quoi qu'il en soit des sentiments des docteurs que nous avons cités plus haut, et quoi qu'ils aient pu dire ou penser, ils ont trouvé de rudes adversaires qui sont venus détruire, les preuves en main, après un sérieux examen et des expériences certaines, leurs infertiles tentatives ; de ce nombre sont : Desgranges, Villeneuve et Gendrin qui assurent, contrairement, que l'ergot n'est nullement abortif.

Mais ne nous contentons pas de ces mutuelles négations ou affirmations, et après avoir examiné la question d'une manière spéculative, prouvons à MM. Girardin, Inglebi, Oslère, Ramsbotham, Danyau et Depaul que leur opposition croule par sa base.

En effet, en 1829 et 1830, MM. Cottereau et Decaignon ont fait, en France, de nombreuses

(1) Bonjean, Traité de l'ergot du seigle, p 236.

expériences dans le but de s'assurer si l'ergot possédait ou non quelques propriétés abortives, et malgré toutes les tentatives qu'ils ont faites pour amener ce résultat sur des femelles des genres chiens et chats, pendant toute la durée de la gestation, et en employant cette substance à des doses plus ou moins fortes, il n'en fut pas une chez laquelle le part survint avant le temps fixé par la nature. Stéarns, contrairement à l'opinion de Courrhaut (1) et Teyssier, affirme que plusieurs femmes ont pris inutilement cette substance pour se faire avorter, et Roche a appris d'une femme qu'elle avait eu envain recours à ce moyen pour obtenir sa délivrance.

Desgranges de Lyon, qui administrait ce médicament plutôt pour asseoir son jugement que par nécessité, n'a jamais été trompé dans son espoir et n'a jamais eu à se repentir de ses essais. M. Devillier père n'a pas observé, en constatant les décès, qu'il y eut une plus grande mortalité parmi les enfants nouveaux nés, depuis qu'on fait usage de l'ergot, qu'avant son introduction dans la pratique obstétricale, et M. Godquin, d'après un résultat comparatif, conclut que l'ergot en restreignant l'emploi du forceps, loin d'être nuisible à l'enfant, lui sauve souvent la vie.

M. Letellier qui a employé l'ergot deux ou trois

(1) Traité de l'ergot du seigle.

cents fois , n'a jamais remarqué par son administration le moindre effet nuisible pour le fœtus.
« Dans les cas dont j'ai été témoin , dit le docteur
»Dupont (1) , trois enfants sont mort-nés , trois
»fois la mort avait été constatée avant l'adminis-
»tration du médicament. »

Enfin , Bayle, déjà cité, dit que sur onze cent
soixante-seize cas d'accouchements ralentis ou
empêchés par l'inertie de la matrice , mille cinquante-un cas ont réussi par l'emploi de l'ergot.
Cette statistique n'est-elle pas claire et concluante?......

L'ergot n'est donc pas aussi funeste que l'ont
prétendu nos adversaires ; nous disons plus, il ne
présente aucun danger pour la mère et il est
inoffensif pour l'enfant.

Néanmoins, MM. Raige-Delorme (2) , Paul
Dubois , Moreau et Cazaud regardent ce médicament comme dangereux chez les femmes irritables
qui ont été déjà affectées de convulsions, soit
pendant l'accouchement, soit pendant la grossesse. « Il m'est arrivé, dit le docteur Dupont, une
»fois seulement d'oublier ces règles, et je n'ai
»point eu à m'en repentir. » Mais parce que ces
divers confrères regardent comme nuisible l'administration de l'ergot, il ne s'en suit pas qu'il soit

(1) *Loc. cit.*
(2) Dict. de médecine, 2ᵉ édition, t. xxviii.

sans action sur l'utérus, leurs craintes, au contraire, déposent en faveur de l'opinion que nous soutenons.

Pour la mère, le seigle ergoté pourrait offrir quelques dangers, dans les cas, comme nous l'avons dit précédemment, où l'ergot serait administré dans de fâcheuses conditions. En effet, le docteur Levrat-Perroton (1) cite l'exemple d'une femme en travail d'enfantement qui, ayant pris une dose énorme de ce médicament (plusieurs gros!) éprouvât, après l'accouchement, des douleurs excessives dans les extrémités des doigts, des engorgements lymphatiques partiels, avec surexcitation des voies gastro-intestinales. Cet état dura fort longtemps et se termina par la perte des extrémités de plusieurs doigts. Dans ce fait, il serait difficile de trouver un vicieux *modus agendi* de l'ergot. L'administration du remède doit seule supporter toutes les conséquences de ce cas exceptionnel. Quand nous aurons à parler de la vertu toxique du seigle, ce cas rentrerait naturellement dans la grande classe de l'ergotisme, si nous voulions faire une étude particulière de cette dernière affection.

Bayle, dans sa bibliothèque de thérapeutique, nous fournit une grande preuve de l'innocuité de

(1 Recherches et observations sur l'emploi thérap. de l'ergot du seigle; Lyon, 1837.

l'ergot; sur trois cents cas, dit-il, recueillis dans divers auteurs, onze seulement se rapportent à des accidents du côté de la mère; sur ce nombre, il y en a cinq dans lesquels l'ergot n'a évidemment aucune part aux accidents qui survinrent; quatre des femmes qui en font le sujet, après avoir pris l'ergot pour provoquer les accouchements difficiles, succombèrent à diverses maladies.

Quant aux autres six cas, nous sommes porté à penser que ce n'est pas à l'emploi de l'ergot, mais à son usage intempestif qu'il faut attribuer les divers accidents qui survinrent.

Une femme, ajoute Bayle, eut des convulsions après l'ingestion de ce médicament : le fœtus et le placenta furent expulsés en bloc (Mey). Une autre éprouva un gonflement très douloureux des parties internes de la génération (Chatard); une troisième ressentit des douleurs si violentes qu'elle tomba dans une espèce de fureur (Henrischen); chez une quatrième, les extrémités se refroidirent, le pouls devint petit, les parties génitales gonflées et d'un rouge-brun (Henrischen); une cinquième éprouva des douleurs si violentes qu'elles nécessitèrent l'usage de l'opium (Jackson); enfin, la dernière eut une sortie de l'utérus qu'on eut beaucoup de peine à réduire (Dewes).

On voit d'après ce petit nombre de cas, combien sont rares les accidents auxquels donne lieu le seigle ergoté du côté des femmes auxquelles on l'administre.

Mais parce qu'on trouvera des exceptions à une règle générale, ce n'est pas une raison pour ne pas l'appliquer, et parce qu'on fera abus d'un objet quelconque, il n'y a pas là motif à le rejeter. Il faut conclure de ces opinions contradictoires que, s'il y a eu véritablement des avortements occasionnés par l'ergot, ces cas ont été jusqu'à ce jour tellement rares, qu'on peut les considérer comme dus à quelque imprudence. Certains auteurs ont prouvé que, dans nulle époque de son état physiologique, la matrice n'était surexcitée par l'administration de l'ergot. Si donc cette substance a quelque action certaine sur l'organe gestateur, c'est alors seulement qu'il travaille à l'expulsion du germe devenu pour lui corps étranger.

Telle est sur ce sujet notre manière de penser, telle est notre conviction intime. De l'étude de ces faits ressort cette certitude médicale: que pour agir avec énergie, il est plus avantageux d'influencer le moral de la malade. « En effet, dit le docteur »Dupont (1), une potion n'est jamais redoutée et »vous aurez souvent terminé un accouchement »avec l'ergot avant d'avoir habitué la femme à »l'idée du forceps. A ces avantages, ajoutez encore »la certitude de ne pas voir survenir d'hémor-

(1) *Loc. cit.*

»rhagie, accident grave et qui arrive quelquefois »à la suite de l'application du forceps par inertie »de la matrice. »

Nous avons prouvé, contrairement aux avis de MM. Oslère, Thompson, Duchateau, etc., que l'ergot de seigle était utile dans les accouchements difficiles, et qu'il en combattait heureusement les dangers comme excitant ; nous avons de plus démontré d'une manière évidente qu'il n'était pas nuisible à la mère en travail d'enfantement et jamais au fœtus lui-même : qu'on ne nous oppose donc plus quelques particularités ou quelques exceptions dues, comme nous l'avons fait connaître, à l'usage immodéré de cette substance qui, dans son emploi, ne produit que rarement ou presque jamais l'ergotisme, alors même qu'elle est donnée à doses assez élevées.

§ II.

DANS DIVERSES MALADIES.

Cette vertu excitante de l'ergot, mise désormais hors de doute, a engagé les praticiens à s'en servir pour combattre une foule de maladies diverses.

Il a été heureusement administré dans la paraplégie, qui n'est autre chose qu'une maladie atonique des nerfs qui naissent de la partie inférieure de la moelle épinière. C'est donc parce qu'on avait pensé que le seigle ergoté agissait sur la portion inférieure de ce centre nerveux, qu'on a été porté à s'en servir dans les cas morbides pour lesquels le diagnostic oblige d'agir sur cette région, quelque soit d'ailleurs l'organe sous-diaphragmatique atteint dans son innervation.

En effet, M. Barbier d'Amiens (1), voulant combattre avantageusement deux cas de paralysie, eut recours fort à propos à l'ergot de seigle, et après l'ingestion de trente-six grains, il observa chez ses malades des secousses dans les jambes, les cuisses, et une émission d'urine par jet involontaire.

(1) *Revue médicale*, 1831, t. II.

Gérard de Marseille a obtenu de beaux succès par l'usage de cette substance, et le docteur, Ulo a guéri lui aussi une fille paraplégique par l'emploi de l'ergot administré pendant deux mois et demi, écrit le docteur Macario (1).

Les expériences de M. Barbier le portèrent à conclure que le seigle ergoté agissait aussi sur le renflement lombaire de la moelle épinière dans les cas d'affection de ce viscère.

Payan d'Aix, (2) reconnut comme lui dans l'ergot, un excitant de la moelle épinière et des nerfs qui en partent, et constata d'une manière évidente que l'action qu'il exerce sur la matrice, la vessie, le rectum et les muscles des extrémités inférieures n'était que secondaire : c'est pourquoi aidé de ce puissant agent thérapeutique, il combattit avec succès plusieurs cas de paralysie ; ceux surtout qui persistent souvent à la suite de commotion de la moelle, alors même que les causes premières se sont complètement dissipées.

Boudin, lui aussi, a démontré d'une manière concluante cette propriété excitante de l'ergot sur cet organe (3).

(1) *Des paralysies qui paraissent indépendantes de toute lésion appréciable des centres nerveux.* Macario, Mémoire couronné par l'Académie des sciences et lettres de Montpellier, 1857.

(2) Mémoire sur l'action thérapeutique et l'emploi médical de l'ergot, 1842.

(3) *Journal de médecine et de chirurgie pratiques,* 1842.

Dans la même année et au mois de juin, M. le docteur Desruelles, médecin du Val-de-Grâce, publia une note relative aux avantages qu'on peut retirer de l'emploi du seigle dans certains cas d'uréthrite siégeant dans les portions prostatique et membraneuse de l'urèthre. D'après ce dernier observateur, ce remède calme à la fois l'envie d'uriner, les chaleurs du col de la vessie et les érections (1).

L'opinion de M. Guersant fils a été confirmée par les heureux résultats que M. Desruelles nous a fait connaître. En effet, M. Guersant avait écrit, en 1839, que l'ergot du seigle avait la propriété d'activer la sécrétion des urines et de faciliter leur excrétion en agissant sur la contractilité de la vessie. Il l'avait vu aussi contribuer puissamment à l'expulsion des fragments de calculs arrêtés dans le canal de l'urèthre.

Depuis qu'ont paru les mémoires de ces savants confrères, de nouveaux faits dus à M. le docteur Chrestien de Montpellier (2), sont venus s'ajouter aux intéressantes observations de MM. Payan et Boudin ; et M. Lazooswki (3) a, dans ces derniers temps, sanctionné par sa pratique les résultats obtenus par le médecin du Val-de-Grâce.

(1) *Gazette des hôpitaux*, juin 1842.
(2) Observat. de clinique médicale, p. 222.
(3) *Revue thérap. du midi*, 1853, p. 211.

Les faits publiés par ces médecins prouvent suffisámment la propriété excitante qu'ils attribuaient à l'ergot du seigle. Le pharmacien Bonjean, dans les diverses analyses qu'il a fait de ce grain, en a extrait complètement ce principe excitant qu'il appelle *Principe médicamenteux* ou *Ergotine*. Ses travaux sur la matière, les plus complets que nous possédions, ont éclairé ce point de la thérapeutique de l'ergot resté jusqu'alors obscur pour certains praticiens.

C'est encore comme excitant, et cela ne pouvait être à d'autres titres, que le docteur Arnal l'employa avec tant de succès dans les cas d'engorgement du col de l'utérus, de l'utérus lui-même ou des deux à la fois, s'accompagnant d'ulcérations plus ou moins profondes (1).

Sam. Sommerville et Mac-Farlanne (2) étaient-ils mus par d'autres considérations, quand pour chasser de l'utérus des polypes qui occasionnaient des hémorrhagies considérables, ils employaient l'ergot?

Et M. le docteur Cabaret (3) n'a-t-il pas eu recours à la propriété stimulante de ce médicament, dans un cas où l'hémorrhagie utérine lui faisait un devoir de terminer le plus promptement

(1) *Gazette des hôpitaux*, 1843, Nos 66-73.
(2) *Annales chirurg.* t. III, p. 502, 1842.
(3) *Journal des connaissances médico-chirurg.*, mai 1842.

possible l'extraction, ou mieux l'expulsion d'une môle hydatique énorme?..... M. Guersant (1) n'a pas été moins heureux que le médecin que je viens de citer. Ce dernier observateur a obtenu l'énucléation presque spontanée d'un corps fibreux causant de graves accidents, à la faveur de l'ergot de seigle, aidé ensuite de tractions légères..... Ce fait est pour le moins aussi remarquable que celui que fit connaître M. Cabaret. Ainsi donc, entre les mains de ces deux hommes de l'art, le même médicament, employé dans des vues analogues, a produit un semblable résultat.

Je viens de démontrer que l'ergot de seigle avait été employé dans un certain nombre de maladies diverses; j'ai montré qu'on l'avait toujours vu s'adresser de préférence à l'atonie des organes contre lesquels son action thérapeutique était dirigée. Aux noms des docteurs Stéarns, Villeneuve, Goupil, Van-Wageninge, Dezeimeris, Wardleworth, Ramsbotham, Payan, Desruelles, Chrestien, Arnal, etc. etc., j'aurai pu, pour corroborer cette proposition, en ajouter d'autres non moins connus et non moins célèbres; mais qu'importait cette accumulation de noms d'auteurs, du moment qu'ils ne servaient à prouver que ce dont personne désormais ne doutera plus!

Cependant, nous devons à M. le docteur Espezel

(1) *Union médicale*, 1849, p. 360.

de ne pas laisser passer sous silence sa manière
d'expliquer l'action du seigle ergoté.

C'est une bien grande erreur pour ce savant
confrère que d'employer l'ergot de seigle en vue
de propriétés excitantes, car par un examen plus
attentif, il a pu déduire des faits observés :

1° Que le seigle ergoté est un hyposthénisant ;

2° Que l'inertie de l'utérus tient plus souvent à
un état d'éréthisme, de surexcitation, dont cet
organe est généralement le siége pendant la grossesse, qu'à sa faiblesse ou à son atonie.

L'ergot est un hyposthénisant et les symptômes
auxquels son administration donne lieu le démontrent.

« Ne trouvez-vous pas, dit M. Espezel, l'en-
»semble des caractères de l'hyposthénie dans la
»pesanteur de la tête, l'engourdissement ; dans le
»fourmillement et le froid extrême des membres ;
»dans les contractions spasmodiques et la faiblesse
»excessive de tout le corps, les syncopes ; dans
»l'absence de tout mouvement fébrile ; dans la
»pâleur ; dans l'immobilité et l'insensibilité géné-
»rales ; dans la lenteur du pouls, phénomènes qui
»succèdent à l'usage d'une certaine quantité de
»seigle ergoté (1) ? »

Après cette habile exposition en faveur de cet

_____

(1) *Annales de thérapeutique*, août 1843.

hyposthénisant remarquable, le docteur Espezel ajoute naturellement son traitement.

« Voyez, continue-t-il, à l'aide de quels moyens »on parvient à dissiper ou à diminuer la gravité »de ces symptômes diversement combinés ou »groupés, variant en nombre ou en intensité, un »vin généreux, une potion cordiale, une bonne »alimentation opèrent de la manière la plus favo- »rable, alors que la saignée, les bains aggravent »la situation des malades. Or, pouvons-nous »trouver aucun rapport entre ces phénomènes »morbides et un état hypersthénique, et la sub- »stance qui produit tous ces effets, peut-elle »être considérée comme irritante ou hyposthéni- » sante ? »

Les termes de la question sont franchement posés : le seigle ergoté est-il un hyposthénisant?... N'oublions pas tout d'abord de faire remarquer que l'École italienne, à laquelle appartient sans doute M. Espezel, a, par l'organe de M. Giacomini, divisé les remèdes en :

1° Remèdes hypersthéniques ;

2° Remèdes hyposthéniques;

A ces deux classes, il faut bien le dire, le savant italien en ajoute une troisième qu'il désigne sous le nom de :

3° Remèdes spécifiques.

Les disciples de l'école de Rasori, et ce médecin lui-même (1), ont donné le nom de remèdes hyposthéniques : *à toute substance à laquelle ils supposent*, dit Nysten (2), *la propriété de rabaisser l'énergie des forces vitales, de faire passer celles-ci de l'état d'hypersthénie à leur niveau normal et même au-dessous.*

D'après cette définition, on peut facilement voir quelles peuvent être les idées de M. Espezel sur le seigle ergoté, agissant comme hyposthénisant. Si j'ai bien compris la théorie de notre savant confrère, il suffirait, comme du reste grand nombre de médecins italiens l'ont fait, d'employer l'ergot de seigle pour endormir cet excès de mouvement fluxionnaire s'accomplissant vers l'utérus, jusqu'au moment où le fœtus aurait pris assez de force, non seulement pour résister, mais encore pour exciter la fluxion ; et si, dans les derniers jours de la grossesse, époque dans laquelle je ne vois qu'une question d'équilibre de phénomènes vitaux (et alors l'accouchement a lieu), on devait pour paralyser les forces de la matrice et laisser le fœtus seul agir, employer le seigle ergoté comme hyposthénisant, n'aurait-on pas à redouter ces cas rares, Dieu merci ! de rupture de l'utérus occasionnée par l'emploi intempestif de l'ergot? C'est dans ces circonstances que feu le professeur Delmas,

(1) Théorie de la phlogose, traduct. du docteur Cirus-Pirondi; Paris 1839.

(2) Dict. de méd., art. *Hyposthénie*, 9me édit., 1845, p. 453.

de Montpellier (1), et **M.** le docteur Gérbaud, de Lyon (2), ont eu à regretter l'emploi de ce remède fait par des mains inhabiles. Dans ces deux cas, la déchirure de la matrice fut complète et presqu'instantanée et les malades ne tardèrent point à succomber.

Selon quelques auteurs, ce n'est qu'avec le plus grand soin et surtout avec de très grandes difficultés, qu'on parvient à conserver l'ergot sans altération. Les essais qu'a tentés le docteur Ramsbotham, et que nous n'avons pu vérifier nous-même, fournissent, dit ce savant, des données sûres à la constatation de cette particularité ; c'est, qu'en effet, l'infusion de l'ergot n'est active qu'à la condition expresse, ajoute-t-il, qu'elle prendra et conservera une *couleur de chair* (3). Dans deux circonstances, et ce nombre de faits ne nous paraît pas suffisant pour éclairer nos doutes, il nous a été possible de remarquer nous-même cette différence de couleur, et de constater dans l'un ou l'autre cas l'innocence ou la puissance obstétricale de cette infusion.

Que s'il n'en est pas ainsi, le principe toxique que l'on retrouve à toutes les périodes de formation et de développement de l'ergot qui seul serait dès-lors inaltérable et stupéfiant, comme l'ont

(1) Journal de méd. de Montpellier, 1842.
(2) *Ibid.*
(3) *London médical gazette.*

démontré les autopsies du docteur Chevallay, professeur de médecine à Chambéry, agit sur les centres nerveux, et de son action naissent tous les symptômes qui ont fait que certains médecins se sont non point mépris sur la valeur des signes cérébraux que nous avons énumérés plus haut, mais bien sur la véritable action de l'ergot. Cependant, M. Bonjean affirme que parvenu à sa mâturité, c'est-à-dire au moment où l'ergot a acquis toutes ses propriétés, il est inaltérable dans tous ses principes (1). C'est probablement parce que, dans certaines circonstances, nous nous sommes servi de grains qui n'étaient pas encore parvenus à leur complète mâturité, que nous n'avons pas toujours obtenu la couleur caractéristique de l'infusion de l'ergot. Comme nous l'avons dit dans le chapitre précédent, nous reviendrons plus tard et d'une manière toute spéciale sur ces diverses particularités.

Que si nous jetons un coup-d'œil sur le quatrième cahier du *Journal des connaissances médico-chirurgicales,* nous y trouverons les heureux résultats obtenus par M. Espezel, par l'emploi du seigle ergoté, dans deux présentations de l'épaule (2). L'auteur de cet article fait judicieusement observer que, dans les deux cas dont il a rendu compte, le col utérin était presqu'entière-

(1) *Loc. cit.*

(2) *Journal des connaissances médico-chirurg.,* 1842.

ment dilaté ; qu'il faut toujours prendre en grande considération le degré de dilatation de cette partie, et que non seulement on rendrait toute évolution spontanée impossible , mais encore qu'on exposerait la femme aux plus graves accidents, si on administrait le seigle ergoté dans le cas où le col n'étant que modérément ouvert, ne livrerait passage aux parties que pour les étrangler ensuite.

Dans ces deux observations, la version était impossible, bien qu'il n'y eût pas précisément de douleurs expulsives; mais l'emploi du seigle ergoté réveilla ces douleurs et l'accouchement se termina d'une manière favorable. Le résultat fut le même pour la malade de M. Cade ; l'inertie de la matrice était complète, dit ce dernier accoucheur, et la version podalique était impossible, tant était énergique et immédiate la contraction de l'organe gestateur sur la totalité du fœtus (1).

M. Espezel conseille de recourir à l'ergot, alors seulement que le col utérin est complètement dilaté. Pour nous, nous le déclarons, nous ne saurions, pour ainsi dire, admettre de différence entre un col incomplètement dilaté et la rigidité du col, et, dans ces cas, au dire de M. Espezel lui-même , il faut bien se garder de recourir à cette substance, parce qu'alors on aurait à redouter pour la femme des accidents excessivement graves.

(1) *Journal des connaissances médico-chirurg.*, septembre 1842.

Or, un médicament qui dans son emploi lais-
serait à craindre la venue d'un danger si grand (la
rupture de l'utérus), doit-il être classé parmi les
excitants, ou doit-on le considérer comme un hyposthénisant? Les pages précédentes de notre travail
ont déjà, nous en sommes convaincu, donné la
solution de ce problème; mais pour plus de clarté
et pour mieux fixer les esprits, revenons sur ce
point de la thérapeutique de l'ergot.

« Une seule saignée, un bain ont procuré, dit
»notre confrère, des résultats avantageux, et
»cependant la saignée et le bain n'entrent pas dans
»la classe des remèdes toniques ou excitants. »

Cela est vrai ; mais dans quelles circonstances
a-t-on recours à la saignée ou aux bains? N'est-ce
pas dans les cas de rigidité du col, ou bien quand
chez une femme pléthorique le travail marche
avec lenteur? Quel est l'homme de l'art qui,
dans ces circonstances, ne croirait pas plus rationnel de recourir, selon la méthode de Burns, à
l'usage des narcotiques? On parviendrait ainsi,
croyons-nous, plus facilement à vaincre les contractions, ou pour mieux dire la contracture de
la matrice, que si l'on avait recours à l'emploi
du seigle.

Pour donner une nouvelle preuve de la puissance hyposthénique de l'ergot, le docteur Espezel
ajoute :

« Lorsqu'au moment des couches cette activité,

»cette énergie vitale ne dépassent pas les bornes
»normales, la matrice travaille efficacement à
»l'expulsion du fœtus; mais si la stimulation est
»trop forte, la congestion sanguine trop considé-
»rable, la matrice, en quelque sorte, gorgée de
»sang, frappée d'apoplexie, paralysée, dont les
»forces sont non éteintes, mais opprimées, tombe
»dans cet état d'inertie, d'inaction, d'impuis-
»sance, qu'on a confondu à tort avec l'atonie (1).»

L'apoplexie et la congestion de l'utérus sont
admises par tout le monde. Le docteur Kinswinch
et MM. les professeurs Cruveilhier (2), Gendrin
et Jacquemier ont trouvé des foyers apoplectiques
dans tous les viscères abdominaux; Wrisberg,
lui aussi, en a vu de très volumineux dans le
placenta : les travaux et les recherches de ces
savants médecins ne sauraient, sur ce point,
admettre le moindre doute. L'orgasme de l'utérus
n'est repoussé par personne tant que dure la
gestation ; mais quand la matrice est gorgée de
sang, que l'apoplexie menace, et certes elle me
nace toujours, car de la congestion à l'hémorrhagie
il n'y a qu'un pas, doit-on employer des remèdes
autres que les toniques ou les excitants pour
donner à l'organe assoupi, paralysé, opprimé,
assez de force contractile pour resserrer les vais-

(1) *Vide suprà.*
(2) Anat. path. du corps humain — fascicule 24 — Paris 1840.

seaux et empêcher ainsi toute hémorrhagie? Ou
bien doit-on se servir d'agents thérapeutiques qui
au lieu de favoriser cette force de résistance,
l'accableraient en faisant descendre les forces
vitales et en facilitant ainsi la distension, l'engorgement, la plénitude des vaisseaux, et partant
la sortie du sang des canaux qui doivent le
contenir?

Que si certains médecins italiens ont, pour
empêcher l'avortement, employé le seigle ergoté,
c'est, pensons-nous, plutôt par précaution seulement, et dans le but de donner à l'utérus assez
de force de résistance, pour s'opposer à toute
congestion trop forte, et par suite à toute apoplexie. Si ces habiles confrères avaient été mus
par d'autres considérations, ils eussent été plus
heureux que prudents ; et dès-lors, n'auraient-ils
pas à tous les titres mérité l'application de ces
paroles de Lower : *Nemo præter te, unquam mc-
dicus; id se præstitisse, scripsit aut, opinor, credidit,
verum hoc tibi patienti fortuna meliori quam praxi
contigit.*

Nous n'ignorons pas tout ce que la réapparition
d'un remède oublié fait naître d'espérance dans
les premières années de son règne. Il semble que
chaque homme de science lui est redevable d'une
nouvelle application thérapeutique. Dès ce moment, tout est mis à néant, les règles les plus
usuelles sont complètement délaissées, chacun

s'efforce, souvent sans motifs suffisants, de tenter, d'essayer de donner une direction nouvelle à l'emploi de ce médicament ; et quand un esprit généralisateur arrive enfin, que de ces observations éparses, de ces théories contradictoires, de ces opinions individuelles, il veut faire un tout homogène, il éprouve une résistance opiniâtre à faire concorder dans leur ensemble tous ces faits, toutes ces applications, originellement si diverses.

Quoi qu'il en soit, les paroles de Lower que nous venons de transcrire auraient dû montrer à nos confrères d'Italie, non seulement combien ils seraient imprudents, mais encore combien plus ils seraient blâmables d'employer l'ergot de seigle pour empêcher l'avortement, lorsqu'il devrait le produire, au contraire, s'il avait une action sur l'utérus, se trouvant à cette époque dans son état physiologique.

Pour plus de preuves toutefois, étudions les actes même de la gestation, et rappelons avant tout que le seigle n'agit qu'au moment des couches, ou quand toute autre cause exerce une influence pathologique sur la matrice.

Nos lecteurs doivent se souvenir que nous avons démontré jusqu'à l'évidence l'action directe de l'ergot sur l'utérus ou plutôt sur la moelle épinière. Il excite l'éréthisme de la matrice, diminue la cavité et la plénitude des vaisseaux utérins et la congestion elle-même de cet organe. Il serait donc impossible, sans forcer le sens des mots, ou sans leur attribuer une signification qu'ils n'ont pas, de considérer cette substance comme jouissant de propriétés hyposthéniques. Avant d'en venir à l'étude de la grossesse, il nous a paru indispensable de rappeler ces faits.

Si donc, l'on analyse les actes mêmes de la grossesse, on voit que chez la jeune mère tout s'allanguit, s'étiole; chez elle, les caprices remplacent toute sensation, elle ne vit que pour l'enfant qu'elle porte. « En effet, dirons-nous avec »M. Hyacinthe Musset, tout chez la femme con- »spire vers l'utérus, parce que sa destination »naturelle est d'être mère; il est comme le centre »intérieur duquel se meuvent ses penchants, ses »désirs, ses affections (1). » *Aimer,* pour la femme arrivée à l'époque de la vie dont nous parlons, est l'accomplissement d'une fonction très éner- gique, c'est pour elle un besoin impérieux qui se traduit à chaque instant par mille sensations di- verses : aussi peut-on en toute vérité lui appliquer cette maxime de Van-Helmont : *Propter solum uterum mulier est id quod est,* ou dire d'elle avec le Père de la médecine : *Mulier propter uterum condita est.*

Que si l'on étudiait la grossesse ordinaire, c'est-à-dire celle qui ne s'accompagne de nul

(1) Traité des maladies nerveuses, Paris 1844, p. 304..

phénomène demandant l'intervention de l'homme de l'art, et qu'on employât l'ergot comme hyposthénisant, qu'adviendrait-il?

La surexcitation de la matrice, puisqu'il a son action directe sur cet organe, ou pour mieux dire sur la moelle épinière, serait diminuée et avec elle la fluxion, et par suite les matériaux élaborés par le placenta et devant servir à la nourriture du germe se trouveraient insuffisants, l'enfant ne tarderait pas à devenir malade et l'avortement à se produire.

Mais en second lieu, et raisonnant toujours sous la réserve qu'à l'état physiologique l'ergot est sans action sur l'utérus, si ce remède portait, ce qui n'est pas, son action sur le fœtus, l'élaboration des sucs nutritifs cesserait ou diminuerait proportionnellement à l'activité vitale du placenta et à la puissance thérapeutique de l'ergot. Mais nous sommes convaincu qu'il n'est jamais entré dans l'esprit d'un médecin que le seigle ergoté portât son action sur le fœtus, sans qu'immédiatement le décollement du placenta, par suite les hémorrhagies utérines, les apoplexies de l'utérus, du placenta, etc. etc., ne vinssent se présenter à l'esprit de ce médecin.

Ainsi donc l'ingénieuse explication que M. Espezel a essayé de donner du mode d'agir de l'ergot du seigle sur l'organe gestateur, et la conduite des médecins italiens, me paraissent à tous les titres

mériter l'application de cette pensée de Sydenham :
« Un médecin qui règle sa théorie sur l'expérience
» ne peut guère se tromper, tandis que celui qui
» passe son temps à forger des systèmes sans
» consulter les faits ne saurait manquer de s'égarer
» lui-même et d'égarer les autres. »

Que si MM. Espezel et Giacomini (1) avaient
médité cette pensée du célèbre médecin Anglais,
et surtout si avant l'exposition de leur doctrine,
ils avaient consulté les faits, ils auraient vu qu'à
l'expérience de Desruelles et Biett venaient s'ajouter
les cas rapportés par Bazzoni (2). Le docteur
Dewes a fait pressentir l'utilité de l'ergot dans les
cas de môle hydatique, et le fait rapporté par
Macgill est venu se joindre à ceux consignés dans
les Annales de la science par Guersant, Sommerville et Davies.

Chez deux malades de M. Barbier, on put noter
des secousses dans les membres inférieurs ; elles
étaient dues à l'action évidente du seigle ergoté,
action qui assurément n'est rien moins qu'hyposthénisante. Un matelot cul-de-jatte fut traité par
M. Ducros aîné de Marseille, à l'aide du seigle, et
les suites en furent heureuses et promptes. Cependant ce malade avait été confié à feu le professeur

(1) *V. Traduct. Pharmaco* de Giacomini et les travaux de Boujean
sur l'ergot.
(2) *Annali univ. de medicina* Omodei), 1831.

Delpech et traité par les moxas et les moyens ordinaires. Là se borna la thérapeutique du célèbre chirurgien de Montpellier, et l'action héroïque du seigle ergoté échappa complètement à l'activité dévorante de son puissant génie.

Comme on le voit, l'ergot n'ayant qu'une action spéciale sur l'utérus, alors que ce dernier travaille à l'expulsion du germe, ne saurait être employé pour empêcher l'avortement. Toutefois, le docteur Harles affirme avoir arrêté des avortements imminents par l'emploi seul de ce remède ; mais il existait en même temps des hémorrhagies très graves. Cela nous amène à parler de l'action de l'ergot ou de l'ergotine dans les pertes sánguines: c'est ce dont nous nous occuperons dans les chapitres suivants.

Nous n'en finirions plus de cette discussion, quelqu'importante qu'elle soit, si nous devions rapporter tous les cas enregistrés dans les Annales de la science, et nous ne comprenons pas que les disciples de l'École italienne n'aient pas été arrêtés dans l'exposition de leur théorie, lorsqu'ils ont voulu consulter l'expérience de chaque jour, et plus particulièrement les cas de paralysie vésicale traités avec succès par le docteur Allier fils à l'aide de l'ergot (1). Le médecin de l'hôpital de Lunéville, M. Saucerotte, obtint en trois jours par

(1) *Journal des conn. méd. chirurg. 1858.*

ce moyeɴ la cure complète d'un cas analogue (1).

Après de nombreux essais, le docteur Sacchero, professeur à l'université de Turin, a cru pouvoir déduire des observations personnelles qu'il avait faites :

1° Que l'ergot a une action élective sur les or-. ganes génitaux de la femme, et aussi sur ceux de l'homme.

2° Que c'est un puissant remède contre les per- tes séminales entretenues par une condition hyper- sthénique.

3° Qu'il a une action sur les muqueuses, quand elles sont dans un état d'hypercrinie active ; cette action est, par conséquent, affaiblissante et hémo- statique.

4° Ces circonstances démontrent que l'ergot est hyposthénisant (2).

Ce n'est que pour mémoire que nous faisons connaître les conclusions du travail du savant pro- fesseur de Turin ; la quatrième, en effet, les résu- mant toutes, n'est pas plus admissible que ne l'était celle de M. Espezel. La théorie de l'École italienne sera moins soutenable encore, si l'on veut ne pas oublier que, des malades traités par M. Payan, un d'entr'eux, atteint de *delirium tre- mens*, par abus de boissons alcooliques, ne put

(1) *Annales cliniques de Montpellier*, 25 mai 1854, p. 93.
(2) *Diario delle scienc. med. di Torino*, septembre 1839.

être rappelé à son état normal que par l'administration de l'ergot : cependant l'opium, agent thérapeutique employé avec succès dans ces circonstances, avait échoué. M. le docteur Sacchero
connaissant le mode d'action de l'opium, doit
voir que celui de l'ergot ne lui est pas identique,
et il peut en constater la différence.

C'est assez d'avoir prouvé que le seigle ergoté
n'agit point comme hyposthénisant, pour être
convaincu qu'il est excitant à la fois et toxique,
comme nous allons le prouver.

Souvent aussi, nous venons de le dire, l'ergot
s'est montré toxique : cette propriété n'est contes-
tée par personne. L'accord unanime des hommes
de l'art sur cette partie de la thérapeutique de ce
prétendu *sclerotium*, nous dispense d'en faire une
étude approfondie. Le nombre malheureusement
trop grand de cas d'ergotisme gangréneux et convulsifs, ne sauraient laisser exister le moindre
doute, touchant l'action délétère de cette anormale végétation des graminées et des cypéracées
sur l'économie humaine.

Toutefois, et sans faire remonter l'histoire de
l'ergotisme à Ovide, aux commentaires de Jules
César ou aux œuvres de Galien, rappelons à nos
lecteurs que Sigebert de Gremblour en a parlé
en 1096, et que M.-Srinc (1) a décrit les effets

(1) *Sat. medicor sil-specim*, t. III.

que l'ergot produisit pendant l'épidémie qui régna en Bohême, vers l'an 1736. Le docteur François, en 1816, nous a laissé une description détaillée de l'ergotisme gangréneux (1), tandis que Srinc nous a fait connaître, très imparfaitement il est vrai, l'ergotisme convulsif.

Pour plus de détails, nous renvoyons aux ouvrages spéciaux. Ce simple aperçu nous suffit pour ajouter nos dernières idées à cette étude. Il serait difficile, en effet, de donner à cette substance médicamenteuse une vertu hyposthénisante seulement, et pouvant à la fois se rapporter à la production de l'ergotisme gangréneux et à celle de l'ergotisme convulsif, sans tomber dans de graves erreurs.

Pour le moment, rappelons que M. Bonjean (2), dont l'attention fut probablement éveillée par ce double fait contradictoire, sépara dans l'ergot le principe toxique, qu'il nomma *huile ergotée*, du principe actif ou médicamenteux, qu'il désigna sous le nom d'*Ergotine*. Dans les chapitres suivants, nous nous occuperons de l'étude de ces deux produits.

(1) *Gazette de santé*, 1816.
(2) Académie des sciences, séance du 16 août 1844.

CHAPITRE TROISIÈME.

COUP-D'OEIL SUR L'ANALYSE CHIMIQUE DE L'ERGOT. —
QUELQUES MOTS SUR L'HUILE ERGOTÉE, L'ERGOTINE
ET LES MALADIES CHRONIQUES EN GÉNÉRAL.

Malgré leurs efforts persévérants, les chimistes
et les médecins étaient tous restés, jusqu'à nos
jours, sans savoir auquel des principes de l'ergot
était due son action remarquable sur l'économie
vivante. On savait seulement deux choses constatées par l'ergotisme et par la pratique obstétricale,
c'est que l'ergot de seigle était vénéneux ; que de
plus, il excitait et réveillait les contractions utérines
suspendues ou affaiblies pendant le travail de
l'enfantement, et qu'ainsi, il procurait l'expulsion
du fœtus. Hors de là, tout était doute.

Dans cet état de choses, la Société royale de

pharmacie de Paris eut l'heureuse idée, en 1840, de proposer un prix destiné à celui qui découvrirait, d'une manière certaine, la composition de l'ergot ou la nature intime de ses produits immédiats, récompense qui serait accordée au savant dont les travaux feraient connaître le principe actif de l'ergot.

Déjà en 1817, le chimiste Vauquelin (1), dans les diverses analyses qu'il avait faites de l'ergot, était parvenu à reconnaître plusieurs des substances qui entrent dans la composition chimique de ce grain; quand, en 1819, l'anglais Pettenhofer crut avoir constaté la présence de la morphine dans le seigle altéré; tandis qu'il est sûr maintenant que ce grain ne contient pas la moindre trace de cet alcaloïde.

Bientôt après, le savant Wigers en l'analysant crut y reconnaître une substance particulière, qu'il nomma ergotine, et c'était là, disait-il, son principe actif; Bonjean a depuis prouvé l'innocuité entière de ce produit. Cependant, le savant pharmacien de Chambéry, que nous venons de nommer, fit de remarquables études sur cette matière, et les progrès qu'il a fait faire à la science pharmacologique et thérapeutique de l'ergot, ont complètement porté la lumière dans ce chaos. Ce chimiste traite le seigle altéré par l'eau, l'alcool et l'éther.

(1) Journal de pharmacie, t. III, p. 164.

« Obtenu par l'éther, dit-il, l'huile d'ergot a
» une couleur jaune-citron et une odeur pénétrante
» particulière, due à la présence d'une petite
» quantité de résine qu'elle tient en dissolution, et
» à des traces d'éther qu'elle retient avec opiniâ-
» treté : l'alcool la rend incolore et inodore en
» s'emparant de ces deux principes (1). »

Cinq cents grammes d'ergot fournissent cent
soixante-six grammes d'huile ; et il faut au moins
deux kilogr. d'éther pour épuiser une semblable
quantité de poudre ; par conséquent, le traitement
de l'ergot de seigle indiqué par Bonjean donne
d'abord l'huile d'ergot, et puis surtout l'extrait
aqueux de cette même substance, dont les propriétés expresses et médicales sont aujourd'hui
généralement adoptées en France comme à l'étranger (2).

(1) *Loc. cit.*, p. 51.

(2) En France, il n'est pas permis d'employer l'ergotine chez les
soldats en campagne ; car, dit Bonjean, le conseil supérieur de santé
militaire ne peut autoriser que l'usage des seuls remèdes *officiellement*
approuvés par l'une des deux Académies de Paris, et l'ergotine n'ayant
point encore été l'objet de cette formalité, ne peut être utilisée dans
l'armée française.

La sollicitude du Gouvernement ne peut tarder d'être éveillée, et si,
comme les médecins Piémontais, les chirurgiens français avaient pu se
servir de ce remède pour combattre la dysenterie, l'armée n'aurait pas
eu tant de pertes à déplorer dans la glorieuse campagne de Crimée.
Dès 1854, nous avions publié le résultat de nos recherches, et elles
devaient être connues de nos confrères de l'armée. Dans nos colonies
militaires d'Afrique et du Sénégal, on pourrait aussi obtenir de bons

Ainsi que nous avons pu le voir par ses effets caractéristiques, et comme d'ailleurs son histoire scientifique le démontre parfaitement, l'ergot de seigle doit être rangé dans la classe des narcotiques, car il détermine tous les symptômes particuliers à cette classe de remèdes.

Toutefois, si nous voulons savoir, sans entrer pour le moment dans de trop longs détails, à quel principe il faut rapporter l'action toxique de l'ergot, et rattacher les effets étonnants produits par ce grain vénéneux, effets que déjà nous connaissons en partie, nous dirons, par anticipation, que ces résultats et ces propriétés narcotiques ne peuvent être attribués qu'à l'huile d'ergot; car, de toutes les substances dont ce grain se compose, son huile seule est vénéneuse, et seule elle empoisonne, écrit Bonjean. On peut même affirmer que les symptômes qu'elle détermine sont, sous ce rapport, tout-à-fait identiques à ceux que produit l'ergot dans les mêmes circonstances. L'huile est donc le seul principe toxique de l'ergot, puisqu'elle produit tous les terribles effets qu'on attribue à ce dernier.

Les vertus médicales qu'on a depuis si longtemps reconnues à ce prétendu *sclerotium*, et qui le distinguent surtout comme agent obstétrical et

---

résultats par l'emploi de ce remède, qu'il faudrait, selon les circonstances, associer au sulfate de quinine.

hémostatique , appartiennent à l'extrait aqueux de cette substance. Et, en effet, administré sous forme de sirop ou de potion , l'extrait aqueux du seigle ergoté , bien qu'il n'offre aucun danger, s'il est employé à la dose de 1 à 2 grammes dans les vingt-quatre heures , agit pourtant comme le spécifique le plus· puissant pour combattre les hémorrhagies en général, et surtout celles de l'utérus.

Il faut néanmoins proportionner la dose de ce remède à la force des tempéraments, et l'ordonner avec tous les ménagements que commande la prudence bien reconnue des hommes de l'art.·

Il n'en était pas ainsi autrefois, car l'extrait dont on fit d'abord usage s'obtenait tout simplement en épuisant l'ergot par l'eau froide et laissant ensuite évaporer la dissolution jusques à une consistance solide. Ainsi préparé, l'extrait d'ergot retenait une assez grande portion du principe toxique ou substance vénéneuse du grain déformé , et qui produisant parfois des vertiges et des éblouissements , a fait douter de son innocuité. On l'appela d'abord extrait hémostatique , mais à cause des notables changements apportés dans sa préparation, Bonjean l'a nommé ergotine , premier nom qu'avait donné Wigers à cette substance. Sous ce dernier état, l'ergotine obtenue par les procédés de Bonjean , se présente sous la forme d'un extrait rouge brun-foncé, quand elle est vue en

masse, et d'un beau rouge de sang, quand elle
est vue en couche mince. L'action physiologique
de l'ergotine est certaine sur le système nerveux ,
non point comme on l'a écrit, en abaissant la
force des pulsations du pouls, ou en causant un
léger resserrement à la partie frontale du cerveau ;
mais, au contraire, en agissant sur les centres
nerveux comme excitant, et en se comportant à
la manière des remèdes astringents sur les organes ou les parties intéressées.

Pour mieux se convaincre de la vérité de
cette proposition, nous allons indiquer les effets
produits par quatre gram. d'ergotine dissous dans
cent vingt-cinq gram. d'eau, pris à jeûn, par une
personne forte et robuste, et administré comme
suit : un quart de la liqueur fut avalé à six heures
du matin, un autre quart trois quarts d'heures
après et le reste à sept heures et demie. Le pouls,
qui était à soixante-dix pulsations, n'a pas sensiblement baissé ; il est remonté promptement à son type
normal ; il s'est montré pendant ce temps un peu
irrégulier ; mais il y a eu diminution rapide et
passagère de sa force ; la *faiblesse* et la durée de
ce symptôme étaient en raison directe des doses
de la substance ingérée.

Le docteur Arnal, après avoir expérimenté cette
substance sur lui-même, s'exprime à peu près dans
les mêmes termes, il éprouva en plus quelques
borborygmes, mais sans douleur ni évacuations

alvines, les urines seulement furent très notablement augmentées.

Nous avons essayé nous-même les deux principes actifs de l'ergot, et nous dirons bientôt notre manière d'expliquer le mode d'action de ces deux agents thérapeutiques.

« Enfin, dit Bonjean, il est vrai de dire que »l'ergot renferme deux principes actifs essentielle»ment distincts, un poison énergique et un re»mède salutaire toujours constant dans ses effets.

»Le premier qui agit sur les *grands centres* »*nerveux,* est une huile que l'éther seul peut isoler »ou dissoudre ; l'autre, dont l'action s'exerce sur »le *système vasculaire artériel,* est une matière »extractive dont l'eau est l'unique dissolvant. »

Selon l'avis du même chimiste, la nature bien différente de ces deux produits permet de les *séparer facilement* et d'obtenir le remède entièrement isolé du poison. Nous verrons dans le chapitre suivant que, d'après quelques chimistes, cette séparation est loin d'être complète. Ainsi donc l'*huile d'ergot* et l'*ergotine* renferment à elles seules toutes les propriétés médicales et toxiques de cette *tuberculisation.* Nous sommes loin de partager l'opinion de M. Bonjean, aussi pouvons-nous dire par anticipation, qu'en général, l'ergotine peut être administrée dans toutes les circonstances dans lesquelles on emploie l'ergot lui-même, hors le cas où l'on voudrait agir sur les centres ner-

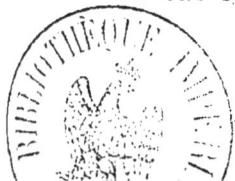

7

veux pour y provoquer un certain ordre de phénomènes de congestion : dans cette circonstance,
c'est au principe vénéneux, c'est-à-dire à l'huile
ergotée qu'il faut avoir recours, puisque cette substance a une action identique à celle de l'opium.

Nous avons énuméré et classé dans le chapitre
précédent certains succès acquis à la science, et
qui sont dus soit à l'ergotine, soit à l'ergot de seigle lui-même. Pourquoi ne reviendrions-nous pas
succinctement sur cette exposition, non que nous
désirions faire une étude spéciale de chacun de
ces cas particuliers, ou que nous voulions approfondir les causes ou les diverses modalités, et la
terminaison de chacun d'eux ; mais bien pour
établir la différence qui existe entre les essais qui
nous sont personnels, et dans lesquels nous avons
obtenu un plein succès, et les faits distincts,
qui, consignés dans les annales de l'art, rentrent
désormais dans le domaine de la science de l'ergot.
La suite de notre travail démontrera donc et la
différence théorique qui nous sépare de nos adversaires, et la terminaison identique de faits semblables.

D'après ce que nous venons de dire, on a pu
voir que le principe médicamenteux de l'ergot de
seigle était le seul agent actif que l'on dût employer pour triompher de certains cas morbides,
et l'on a pu conclure de cette étude que le même
remède devait être réservé pour des cas analogues.

C'est ainsi que nous avons cru devoir nous séparer complètement de l'École Rasoriste, et de plus combattre les diverses affirmations du pharmacien de Chambéry, qui après avoir donné une vertu *stupéfiante* à l'ergot, ne craint pas d'accorder au *principe toxique seul* les résultats pratiques publiés par MM. Payan d'Aix, Allier fils et Guersant. Cette contradiction évidente vient corroborer nos appréciations théoriques, notre pratique et nos heureux résultats, et infirmer la doctrine développée par Giacomini, Espezel et plusieurs autres médecins non moins recommandables.

Après cette assertion, Bonjean est mal venu à nous dire encore que les autopsies cadavériques du docteur Chevallay avaient démontré l'action stupéfiante et narcotique de l'ergot, action de tout point comparable à celle de l'opium. Hors Brown et son école tant ancienne que moderne, qui a jamais donné à l'opium une propriété excitante?

D'après nous, M. Payan a très bien agi en employant l'ergot comme excitant; puisque dans l'une des trois observations qu'il a publiées, il s'agissait surtout d'une perte sénile de la contractilité. Si dans ce cas l'âge ou les excès avaient affaibli les organes, devait-on, pour triompher de cet état, s'adresser à un remède qui accrût ou augmentât cette faiblesse, ou bien devait-on avoir recours à un agent thérapeutique, dont l'action *excitante* fût toute contraire à la cause de la maladie à combattre ?... Il fallait, sans nul doute, réveiller les organes malades et affaiblis, et pour cela accorder à l'ergot une action toute différente de celle que lui attribue l'École Italienne. Voilà pourquoi Bonjean ne pouvant s'empêcher de reconnaître les heureux résultats produits par l'action de l'ergot, tombe en contradiction avec lui-même, et vient ainsi confirmer nos appréciations théoriques.

Pour conforter notre raisonnement et éclairer nos adversaires de l'École Italienne, nous rappellerons que le docteur Arnal, en employant l'ergotine, a obtenu des résultats semblables à ceux qu'ont enregistré MM. Allier et Guersant en se servant de l'ergot. Ce rapprochement prouve d'une manière évidente que, dans certains cas, l'ergot quand il n'est pas altéré et l'ergotine, ont des propriétés actives ou excitantes, au lieu d'être stupéfiantes et narcotiques, comme le veulent Bonjean et les partisans de son école, et que contrairement à l'opinion de Sée, Piédagnel, etc. etc., l'ergotine *pure* est loin d'avoir une action hyposthénisante sur la circulation et sur le cœur.

Nous pouvons donc plus que jamais répéter avec le pharmacien de Chambéry : « A l'ergotine »principe exempt de toute influence toxique, il »appartient d'appeler les contractions de l'utérus, »de stimuler le système musculaire en général, »d'arrêter les hémorrhagies et certains autres flux, »de résoudre, enfin, les engorgements de l'utérus; »

selon Spaïrani (1), qui l'employa le premier dans
ce but : « Mais au principe vénéneux, à l'huile
»seule la propriété d'exercer une action sédative
»et stupéfiante, et de donner lieu à des désordres
»organiques analogues à ceux que produisent les
»narcotiques en général (2). »

Et qu'on nous le dise, comment un remède
agit-il sur le système musculaire en général?.....
N'est-ce pas par l'intermédiaire du système nerveux de relation, ou bien par le système nerveux
de la vie organique?.... Puisqu'il en est ainsi,
l'ergotine agit donc avant tout, et en vertu de ses
propriétés excitantes, comme vient de le reconnaître l'habile chimiste piémontais, sur les centres
nerveux, et par suite sur les organes qu'innerve
la moëlle épinière; tandis que l'huile ergotée porte
d'abord son action stupéfiante sur le cerveau, car
la dilatation des pupilles, la céphalalgie, les vertiges, l'assoupissement, etc. etc., en sont les
meilleures preuves; ces symptômes sont appréciables dès le début de l'action de ce poison, et
se font remarquer longtemps avant la fatigue des
membres.

Ainsi donc, les effets de l'une et de l'autre de
ces substances étant parfaitement distincts, leurs
applications doivent être différentes selon les cas
qui se présentent.

(1) *Annales univ. de méd.* (Omodei), 1831, mars, traduct.
(2) *Loc. cit.*, p. 289.

Pour nous qui, sans idées préconçues, avons pu étudier et reconnaître toutes les propriétés de l'ergot et qui les avons expérimentées, nous devions à la science médicale en les montrant dans toute leur puissance, de les signaler à nos confrères dissidents, afin de les amener à partager sur ce point nos convictions sincères et raisonnées.

Comme on peut le penser, nous aurons bien des fois encore à revenir sur le mode d'action de l'ergotine, question capitale, à la solution de laquelle nous avons voué nos études et nos recherches.

Toutefois, nous devons à la vérité de dire que les auteurs qui se sont occupés de ce sujet, ont eu plus spécialement en vue le traitement des maladies chroniques. Nous aussi, dans les diverses observations que nous publions, nous nous sommes adressé à la chronicité de l'affection, contre laquelle nous avons dirigé notre thérapeutique. Dans l'étude de cette manifestation de la maladie, se trouvaient, ce nous semble, des indications assez précises, pour qu'en les rapprochant du mode d'agir de l'ergot, notre conviction médicale en ressortit pleinement.

C'est pour cela que nous sentons le besoin d'établir un parallèle rapide entre les maladies chroniques et les maladies aiguës. Ce travail terminé, nous montrerons la relation qui existe entre l'ergot et la chronicité dans les maladies en gé-

néral. Par ce moyen, nous justifierons complètement notre conduite, et nous démontrerons que
c'est à l'étude approfondie et consciencieuse de
ces deux termes de comparaison, et non au hasard
que nous devons les résultats de notre pratique et
le triomphe de l'ergotine.

Pour étudier d'une manière convenable les maladies chroniques en général, nous devons aussi
parler succinctement des maladies aiguës, et diffé-
rencier par l'étude des causes la *chronicité* de
l'*acuité* dans les diverses espèces morbides.

Les maladies *aiguës* sont celles qui se terminent
promptement, dit Sydenham, soit par la mort,
soit par la rapide coction de la matière hétéro-
gène (1).

Les maladies *chroniques* sont celles dans lesquelles la coction ne se fait pas du tout ou ne se
fait que très lentement. Nous n'avons pas à savoir
si cette classification est irréprochable, si les médecins qui ont écrit sur la matière ont sagement
établi ces divisions. Pour nous, qui ne cherchons
point à étudier ces subtilités théoriques, disons
quels sont, sous le rapport seul de leurs causes,
les principaux caractères de ces affections, que
les auteurs anciens nommaient : *Morbi diuturni*,
ou maladies de longue durée; ainsi, c'est assez
dire que nous devons étudier les causes *idiosyn-*

(1) Œuvres de méd., t. II, p 154.

crasiques ou *déterminantes*, sous l'influence desquelles elles se manifestent.

Ce n'est point toutefois la durée ou la permanence d'une maladie qui établit la véritable ligne
de démarcation entre ces deux grandes divisions,
bien que Sauvages ait écrit : *Temporaria methodus
illa est quæ morbos ratione durationis dividit in acutos
et chronicos.* (1). Il ne faut pas croire, en effet, que
cette durée de quelques jours, de quelques heures,
peut-être de plus, constitue la différence que nous
cherchons à établir ; car, dit le philosophe Condillac : « C'est moins par rapport à la nature des
»choses, que par rapport à la manière dont nous
»les connaissons, que nous en déterminons le
»genre et les espèces, ou que nous les distribuons
»dans les classes subordonnées les unes aux
»autres (2). »

Il est des auteurs et le Professeur de Montpellier,
de Grimaud entr'autres (3), qui se refusent à
admettre cette division des maladies, en aiguës et
chroniques ; car ce n'est point les affections qui
atteignent une longue durée, que l'on qualifie
aujourd'hui du titre de *Maladies-chroniques*, mais
bien celles qui, dans leur marche et leur début,
marquent un temps d'arrêt bien distinct de la

(1) Nosologie méthodiq., t. i, p. 13.
(2) OEuvres philosophiq., t. i, p. 218.
(3) Cours de fièvres, t. i, p. 6, 2me édit., Montpellier, 1815.

soudaineté et des phases qui se présentent très
violemment dans les maladies aiguës.

Mais c'est dans l'étude des causes et des tempéraments, et surtout dans leur différence qu'on
retrouve les caractères essentiels et distinctifs des
affections aiguës ou chroniques. Nous n'avons pas
la prétention de suivre toutes les maladies une à
une pour faire cette étude ; mais nous serons
obligé, chemin faisant, d'appuyer notre raisonnement de quelques exemples.

L'influence des saisons, l'exercice violent des
poumons, l'impression d'un air froid et vif occasionnent souvent des maladies aiguës. Ces remarques s'appliquent avec non moins de justesse aux
phénomènes atmosphériques (1), et à la contagion,
causes fréquentes, sources inévitables des maladies
épidémiques ; comme aussi les climats froids et
humides, les émanations marécageuses en détério-
rant la constitution par des fièvres intermittentes
plus ou moins longues, prédisposent aux maladies
chroniques, telles que la diarrhée et la dysenterie.

Et, en effet, la dysenterie commune à tous les
âges, semble affecter une préférence marquée
pour l'âge vigoureux de l'adulte, comme aussi pour
l'âge caduc et la constitution débile du vieillard,
sans qu'il soit possible d'affirmer dans l'état

(1) Fuster, Les maladies de la France dans leur rapport avec les
saisons, ou histoire médicale météorologique de la France. (Paris, 1840.)

actuel de la science que telle constitution mieux
que telle autre est apte à contracter cette maladie.
Cependant, elle est plus commune dans les pays
chauds, et surtout bien plus meurtrière que sous
les climats froids. Ce genre de flux de ventre
semble de préférence fixer son séjour dans les
lieux où règne une chaleur humide, voilà pourquoi
les contrées marécageuses sont très sujettes à
produire cette affection. C'est de cette identité de
causes et de lieux que vient, sans doute, l'aptitude qu'ont les flux de ventre d'unir leur influence
désastreuse sur la constitution de l'homme à celle
non moins délétère de l'élément intermittent. Ces
diverses circonstances font réellement revêtir à la
maladie un caractère de chronicité.

Les excès divers dans les boissons alcooliques
présentent des caractères différents selon le tempérament et la force d'organisation du sujet qui
s'y livre. Chez les individus fortement organisés
et d'un tempérament sanguin, l'abus des liqueurs
se manifeste par des maladies aiguës, tandis qu'on
ne remarque que des maladies chroniques chez les
sujets frêles, faiblement osseux et rachitiques, et
chez lesquels prédomine la lymphe. Une nourriture trop abondante et trop riche, toute prise
dans le système animal en augmentant par trop le
sang, prédispose aux maladies aiguës et inflammatoires; tandis qu'un usage trop prolongé de
légumes ou de céréales altérés fait éclater chez

ceux qui s'en servent habituellement la tuberculisation ou d'autres maladies à forme chronique.

Les passions ne sont pas étrangères non plus aux affections qui atteignent parfois ceux qui sont exposés à toute leur violence. Ainsi, on a vu certains accès de colère, des pertes inattendues, un jeu trop prolongé donner lieu à la fièvre cérébrale; tandis que l'envie, la jalousie, une haine dissimulée produisent la fièvre hectique.

Ainsi donc, et pour nous résumer sur ce chef, on peut dire avec Pinel que les *maladies chroniques* forment en médecine des classes très étendues, et qu'en général elles dérivent de certains écarts de régime, d'excès de tout genre et de tous les désordres des sociétés policées (1).

Les âges ont une grande influence sur la production des maladies aiguës ou des maladies chroniques; la dentition chez les enfants prédispose à ces dernières; alors on voit chez eux survenir quelquefois le sclérème ou endurcissement du tissu cellulaire. L'adolescence et la virilité, dit Dumas (2), ne disposent qu'aux maladies aiguës; et par une raison contraire la vieillesse en elle-même ne peut produire que des maladies chroniques. Le sexe n'est pas non plus sans influence sur la production de ces deux ordres de maladies.

(1) Méthode d'observer en médecine, dans son traité de Nosographie philosophique, t. III, p. 541, 2me édit., 1803.
(2) Doctrine générale des maladies chron., édit. 1812, p. 526.

Parmi les causes de maladie, il en est qui pro
duisent plus ordinairement des affections chroniques ou sans fièvre, parce qu'elles agissent sur
l'économie animale ou avec trop de forces ou avec
trop de lenteur, et qu'elles intéressent des parties
dont les lésions ne troublent pas essentiellement
l'exercice des fonctions principales, en un mot,
parce qu'elles ne portent pas dans l'équilibre organique cette agitation, ces vives réactions qu'affectent les maladies aiguës ou fébriles. Cependant,
Hippocrate, Baillou (1), Sydenham ont remarqué
dans certaines circonstances et sous l'influence de
la même constitution épidémique chez des sujets
différents, il est vrai, des maladies fébriles aiguës
et des maladies chroniques qui, résultant de la
même cause, demandaient le même traitement (2).

Cette différence dans la nature de la maladie doit
être rapportée, soit à la prédisposition individuelle
des personnes soumises au même foyer épidémique,
soit à quelqu'une des causes que nous avons énumérées précédemment. Toujours est-il que, dans
l'épidémie de Gœttingue, Redœrer et Wagler (3) ont
observé que lorsque la maladie avait une marche
chronique, elle ne guérissait que si la fièvre s'y
était ajoutée, et cette fièvre se déclarait, ou

(1) *Opera omnia*.
(2) Grimaud, Cours de Fièvre, t. I, p. 66.
(3) Maladie muqueuse de Gœttingue.

par le seul effort de la nature ou par une nouvelle cause occasionnelle capable de déterminer une secousse plus ou moins violente. Ainsi pour fournir un exemple , l'on sait que les fièvres qui excitent les inflammations locales sont non seulement utiles mais même nécessaires pour entretenir dans la partie atteinte le travail qui doit réparer les lésions, et que c'est du caractère de cette fièvre que dépendent toujours la marche régulière et le genre de terminaison de la maladie locale.

L'influence avantageuse de la fièvre sur la cure des maladies a été parfaitement reconnue et établie par le Père de la médecine : aussi est-on obligé , dans certaines circonstances, de souhaiter son intervention, pour faire passer une maladie chronique à l'état aigu , par une impulsion telle , que l'état du malade et la maladie elle-même soient complètement modifiés.

Ce que nous venons de dire est également vrai pour le catarrhe vésical chronique. Feu le professeur Lallemand a eu l'idée d'appliquer sa sonde *porte-caustique* sur la surface malade de la vessie, comme il le faisait déjà pour les blennorrhées rebelles (1). Tout en reconnaissant , dirons-nous , avec le professeur Alquié, le danger et la violence de la cautérisation vésicale , nous sommes per-

_____

(1) Clinique du professeur Lallemand, Maréchal et Verdier. Montp., 1834.

suadé que dans un petit nombre de cas, où tous les moyens ordinaires ont échoué, elle est capable de procurer un succès assez rapide (1). Alors, en effet, se reproduisent les symptômes de l'état aigu, la maladie change de forme et se trouve plus immédiatement placée sous l'influence des moyens curatifs généraux et appropriés à cette entité morbide; ces idées peuvent s'appliquer à toutes les maladies chroniques.

D'après ces remarques, il est démontré que selon les lois particulières aux facultés de la vie, les désordres apparents qu'excitent dans l'économie animale les causes de la maladie, donnent lieu à des mouvements qui tendent essentiellement à détruire ces causes, à modérer leur influence nuisible à les pousser hors de l'économie, et à rétablir l'ordre des phénomènes qu'elles ont troublés. D'après cet ordre d'idées, il est facile de voir combien la constitution de l'homme trouve difficile à se débarrasser des causes qui entretiennent cet état morbide, quand la maladie est chronique, et combien dans ce cas la venue de la fièvre lui est nécessaire pour atteindre ce but.

Que si les mouvements réactifs de la nature de ceux dont se compose la fièvre n'ont pas toujours d'aussi heureux résultats, il faut l'attribuer aux causes qui entretiennent ce mouvement fébrile

(1) Path. int., t. i, p. 529, 1844.

et qui ne sont pas susceptibles de céder à de pareils efforts, ou bien on doit les rapporter à des complications étrangères, à des causes accidentelles qui ne permettent pas aux facultés vitales d'exercer régulièrement leur action. L'on voit ainsi que pour être utile, la nouvelle fièvre d'impulsion doit être de même nature que la maladie chronique elle-même.

Les mouvements fébriles lorsqu'ils ne s'écartent pas de la régularité ni du degré moyen d'intensité qu'ils doivent avoir, ont été regardés avec raison comme les efforts les plus puissants de la nature contre la persistance des maladies chronique, ceux desquels dépend le plus ordinairement la guérison des malades.

Nous avons dit que la fièvre intercurrente pour être utile dans la cure des affections chroniques, devait être de même nature que la maladie elle-même ; hors ce cas, elle est nuisible. En effet, l'affection chronique est toujours une maladie d'organe, laissant continuellement après elle, excepté dans les névroses, des signes cadavériques facilement appréciables ; tandis que les maladies aiguës, à moins qu'elles ne soient localisées, ne laissent généralement après la mort aucune trace de leur passage. Cette seule différence, essentielle, il est vrai, entre ces deux ordres de maladies, nous amènerait à dire bientôt quelques mots de ces affections que les auteurs appelaient *symptôme du symptôme* (1), si nous voulions écrire un traité complet sur la matière.

Les pertes séminales et la syphilis occasionnent toujours, quand elles persistent, des maladies chroniques dont la guérison est très difficile. Celse pensait ainsi, lorsqu'il disait que les pertes séminales font périr les malades de consomption : *Est etiam circà naturalia vitium, nimia profusio seminis, quod sine venere, sine nocturnis imaginibus sic fertur, ut, interposito spatio, tabe hominem consumat* (2).

Arétée n'est pas moins explicite, car il dit que par l'abus des pollutions, les jeunes gens prennent l'air et les difformités des vieillards, deviennent pâles, efféminés, lâchés et imbéciles. Leur corps se courbe, leurs jambes ne peuvent plus les porter, plusieurs tombent dans la paralysie (3).

La syphilis par ses phénomènes osseux produit quelquefois des accidents terribles du côté du cerveau, provoque le développement du tubercule dans ce centre nerveux, fait éclater la folie, etc.

Pour les maladies chroniques, en général, Bordeu voulut faire ce qu'Hippocrate avait fait pour les maladies aiguës. Il prétendit assigner les

(1) Fernel, *De symp. atque sign.*, lib. II.
(2) *A. com. Celsi de medicinâ*, lib. IV, cap. XXI.
(3) *De sign. et caus. diut. morb.*, lib. II, cap. V.

moments favorables pour agir, et ceux où il faut
se livrer à l'expectation, prouver, ainsi qu'il le dit
lui-même, jusqu'à quel point une maladie chronique peut devenir aiguë pour se terminer, et
qu'ainsi que les aiguës les chroniques ont leurs
crises, leurs redoublements, leurs évacuations,
leur temps de calme, de repos, d'intermittence,
de rémittence, de maturation, de douceur, leur
sujétion à la nature des tempéraments et aux
grandes secousses des âges, des saisons, etc. (1).

Cette partie des sciences médicales doit beaucoup à Baillou, Witt, Tissot, Baumes, Barthez,
Dumas, etc., et surtout à Broussais dont le
livre intitulé : *Histoire des phlegmasies chroniques,*
produisit une profonde sensation.

La plupart des fièvres symptomatiques sont
liées généralement à l'existence d'une maladie
chronique : celles surtout que les auteurs, pour
ne fournir qu'un exemple, appellent diarrhées
colliquatives, et qui sont l'effet d'un état particulier d'irritation, joint à l'épuisement des forces
amenées par des évacuations excessives ou longtemps prolongées, comme cela se voit dans toute
maladie qui ne s'accompagne de nul appareil
fébrile, et comme on peut le remarquer aussi
dans la diarrhée et la dysenterie chroniques (2).

(1) Dict. en 15 vol., t. IV, p. 271 ; — article *Chronique.*
(2) *Burserius, inst. med. prax.,* t. I, p. 398.

8

En résumé, la maladie chronique a souvent besoin, pour être guérie, de recevoir une nouvelle impulsion, et quelquefois même ne peut-elle disparaître qu'à cette condition, mais il est toujours nécessaire que la fièvre intercurrente soit de même nature que la maladie chronique elle-même; dans d'autres circonstances aussi, elle peut être compliquée de toute autre affection, mais alors cette dernière est sans influence sur la première.

C'est donc par ce motif qu'on ne peut élever aucun doute sur la possibilité de la réunion d'une fièvre ou d'une maladie aiguë et fébrile, avec une maladie chronique quelconque; comme aussi il est vrai de dire que les sujets atteints de maladies chroniques sont peut-être plus exposés, que ceux qui jouissent d'une bonne santé, à l'action des causes capables de produire une maladie fébrile.

L'ergotine, jusqu'à présent, a toujours été dirigée contre l'atonie des organes; elle a constamment été employée dans les cas où la maladie ayant perdu toute sa puissance fébrile, se trouvait réduite aux proportions de la maladie chronique. Par ce seul fait, nous avons donc toujours été en droit d'admettre *à priori*, et d'ailleurs nous le démontrerons mieux par la suite, que l'ergotine jouissait des mêmes propriétés médicales que l'ergot lui-même, que la vertu toxique de cette dernière substance constituait la seule différence qui existât dans le mode d'action de ces deux agents thérapeutiques.

Pour élucider ce point de notre travail, suivons l'ergotine dans toutes les phases de son emploi thérapeutique, et si, au besoin, nous étudiions chacune d'elles, nous verrions toujours l'extrait médicamenteux, agissant comme remède excitant et tonique, s'adresser à la faiblesse des organes et à la chronicité des maladies contre lesquelles on dirige sa puissance.

C'est pourquoi nous nous occuperons dans notre travail des maladies chroniques, contre lesquelles l'ergot ou bien l'ergotine ont été employés. C'est donc une étude complète sur les maladies atoniques, traitées par l'extrait hémostatique ou principe médicamenteux de l'ergot. Cette seule remarque justifie les détails dans lesquels nous sommes longuement entrés.

CHAPITRE QUATRIÈME.

DES EMPLOIS THÉRAPEUTIQUES DE L'ERGOTINE ET DE SON MODE D'AGIR.

Non moins heureusement douée que l'ergot, l'ergotine par voie d'application, a singulièrement agrandi le domaine thérapeutique que lui avait légué la substance-mère dont elle dérive directement. Il n'est pour ainsi dire pas d'affection chronique des organes sous-diaphragmatiques qui n'ait été victorieusement combattue par l'usage de ce remède. En effet, nous le verrons tour-à-tour triompher des hémorrhagies internes ou actives et des hémorrhagies artérielles externes, en même temps qu'il interviendra comme agent excitant et tonique dans les maladies par faiblesse. A MM. Spaïrani d'abord, et puis à Cabini, etc., en Italie ; Levrat-Perroton en France, le mérite d'avoir les premiers appelé l'attention du monde médical sur

le traitement des pertes sanguines de l'utérus,
heureusement arrêtées par l'usage de l'ergot et sur
son emploi dans toutes les hémorrhagies de quelque nature qu'elles soient.

Dans leur remarquable traité de thérapeutique
et matière médicale, MM. le professeur Trousseau
et le docteur Pidoux (1) déclarent avoir moins
bien réussi pour combattre ces diverses affections
que les auteurs que nous venons de citer. Ils ont
cependant, eux aussi, employé l'ergot dans des
hémorrhagies autres que celles qui ont lieu par
l'utérus, et ces savants médecins ne comptent,
disent-ils, que des revers. Si par hasard ils peuvent
enregistrer quelques succès, c'est à d'autres
substances qu'il faut les attribuer et non à l'ergot.

Pour nous, l'ergotine, seul principe actif du prétendu champignon, désigné par de Candolle sous
le nom de *sclerotium clavus*, a une action incontestable sur ces genres d'hémorrhagies : nous le
démontrerons bientôt ; mais avant de fournir nos
preuves, pour laisser à cette substance tout le
mérite qui lui appartient, jetons un coup-d'œil
rétrospectif sur l'étude des pertes utérines, et
pour ne point fatiguer le lecteur, nous ne rapporte-
rons que trois observations, dont deux nous sont
personnelles : dans la dernière, il s'agit d'une
double hémorrhagie du poumon et de l'utérus. Nous

(1) *Loc. cit.*, t. I, p. 817.

avons exceptionnellement choisi ce cas pour nous
dispenser de publier plus tard de nouvelles observations sur les hémorrhagies pulmonaires. Ainsi,
nous prouverons par ce seul fait la puissance de
l'ergotine contre deux maladies de siéges différents,
mais toutefois de même nature. Quant à la première, que nous extrayons des nombreuses études
faites sur ce sujet par le docteur Chevallay, elle se
rapporte à une perte utérine considérable, et produite par une altération chronique de la matrice.

Que si avant de faire connaître le cas exceptionnel et particulier que nous choisissons et que
nous allons publier, touchant une perte utérine
secondaire, nous rapportons l'histoire pathologique
de la femme Ramorino, écrite par le professeur de
Chambéry, c'est que le sujet dont l'hémorrhagie
utérine fait l'objet de notre première observation,
s'est tout d'abord présenté à nous dans les premiers
jours de notre pratique. Cet ordre nous est donc
indiqué par la succession chronologique des faits
eux-mêmes.

OBSERVATION PREMIÈRE.

Ramorino veuve, fruitière, âgée de 65 ans et
mère de quatre enfants, fut prise, dans le courant de juin 1840, d'une hémorrhagie utérine
qui, se renouvelant tous les deux à trois jours,

l'affaiblit au point de la forcer à s'aliter. Appelé près d'elle vers le milieu de juillet suivant, le médecin conseilla l'usage. des boissons froides acidulées, l'application de linges trempés dans l'eau froide vinaigrée, et ensuite quelques potions astringentes. N'ayant obtenu aucune amélioration de l'emploi de ces divers agents thérapeutiques, il explora la matrice et reconnut l'existence d'un cancer utérin avec ulcération du col. Les pertes redoublaient et menaçaient d'entraîner la malade. Le 5 août 1840, prescription d'une potion d'ergotine à prendre par cuillerée de deux en deux heures. Le soir même, la métrorrhagie avait sensiblement diminué. Après l'usage de deux nouvelles potions, la perte, devenue chaque jour moins abondante, se convertit en un écoulement sanieux et fétide. Cette malheureuse paraissait un peu remise, elle avait repris des forces et pouvait faire quelques promenades. L'écoulement sanguin reparut d'autres fois encore et cédait, dans tous les cas, sous l'influence du même remède. Cette femme entra plus tard à l'Hôtel-Dieu, où elle mourût en mai 1841 des suites de son affection de matrice, sans avoir eu depuis longtemps de nouvelles hémorrhagies (1).

---

(1) Doct. Chevallay, prof. de méd. à Chambéry. (Voyez Bonjean.)

OBSERVATION DEUXIÈME.

Mme B..., âgée de 62 ans, et atteinte d'un cancer ulcéré au col de la matrice, fut pendant plusieurs jours soumise aux soins intelligents d'un de nos confrères, et le traitement qui lui fut prescrit ne parvint point à calmer la perte utérine qui existait en même temps, et dont l'abondance faisait craindre pour les jours de la malade. Les moyens généralement indiqués en la matière furent rigoureusement recommandés et inutilement exécutés. L'extrait de seigle, même, à haute dose, échoua complètement. Pendant une absence indispensable que fit notre confrère, cette malade me fut confiée.

La face pâle, les lèvres décolorées, l'œil terne et languissant, les paupières demi-closes, les narines pulvérulentes, la persistance de l'hémorrhagie, le pouls faible, petit, disparaissant sous la moindre pression, tantôt précipité et d'autres fois lent, mais toujours intermittent, me donnèrent à craindre une terminaison prompte et funeste. Je me hâtais donc de tamponner le vagin et d'administrer en même temps la potion suivante :

Eau de plantain....... ⎫
Eau de roses de provins. ⎭ ãã 120 grammes.

Ergotine Bonjean......... 3 gr.

Extrait de ratanhia...... . 1 gr

Cette potion fut administrée par cuillerées d'heure en heure ; le jour même, le pouls se releva, la face reprit de l'animation et les lèvres recouvrèrent leur incarnat.

Le lendemain, je prescrivis la même potion à prendre par cuillerées à bouche chaque trois heures, en même temps, j'enlevai les linges qui tamponnaient le vagin. Je laissai le conduit vulvaire se débarrasser naturellement et sans secousses des caillots sanguins qu'il contenait. L'usage de l'ergotine fut continué pendant trois jours, soit en potion, soit en bols pilulaires. Jusqu'au 15 août 1859, c'est-à-dire, six mois après les faits que nous venons de raconter, aucune trace d'hémorrhagie, si ce n'est un pus sanieux, ne reparut. A cette époque, une hémorrhagie abondante se déclara et la malade succomba à cette dernière atteinte. La perte de sang qui eut lieu dans cette dernière circonstance peut être évaluée à trois kilogrammes (six livres).

OBSERVATION TROISIÈME.

Mme B...., d'assez faible constitution, née d'une mère tuberculeuse, fut atteinte d'une hémorrhagie utérine abondante. Cette jeune femme à peine âgée de 28 à 30 ans et mariée depuis huit années, a eu trois grossesses, dont la dernière fut longue, pénible et semée d'écueils, mais qui toutefois ne s'accompagna pas de perte sanguine trop forte.

Elle venait de contracter la variole et l'éruption touchait déjà à sa période de dessiccation, quand éclatèrent à la fois et sans causes appréciables une hémorrhagie pulmonaire légère, et une hémorrhagie utérine très abondante. Pour ne rien laisser sous silence, nous devons dire que sa sœur aînée, atteinte de variole et d'hémorrhagie pulmonaire et utérine concomitante, venait de succomber à la phthisie héréditaire dans cette famille, et nous ajouterons que Mme B*** est elle-même tuberculeuse.

Ce souvenir ne fut pas sans impressionner péniblement l'esprit de notre malade. Aussi, après être parvenus, non sans difficultés, à calmer l'agitation morale qui obsédait Mme B....., nous résolûmes d'attaquer directement ses diverses complications.

En conséquence, nous prescrivîmes l'usage de l'ergotine de Bonjean à la dose de 2 grammes par potion de 120 grammes de véhicules, à prendre par cuillerée à bouche d'heure en heure. Cette malade prit en tout 6 grammes d'ergotine.

Dans les vingt-quatre heures, cette double hémorrhagie cessa, et l'éruption variolique, qui tout d'abord avait paru s'affaiser, et la surface des boutons se rider, reprit promptement son aspect normal. Cette flaccidité de l'éruption, symptôme grave et de mauvais augure au dire de Sydenham, avait complètement disparu dans les quarante-huit heures qui précédèrent encore l'avenue de la fièvre secondaire. Il résulta de cette double circonstance un état chlorotique très prononcé, qui amenait à chaque époque menstruelle une métrorrhagie très abondante. A la vérité, le régime, les ferrugineux et l'ergotine triomphèrent promptement de cet état anormal. La santé générale s'améliora, et depuis lors rien n'est venu l'altérer.

Dans les trois observations que nous venons de rapporter, l'hémorrhagie n'était que symptomatique. Pour le moment, je n'ai pas à rechercher si l'ergotine aurait une action réelle et surtout hémostatique, dans les cas d'hémorrhagies actives ou essentielles. Toujours est-il que dans ces circonstances, sa puissance et son action ont été incontestables. Dans les deux premières principalement, cette nouvelle préparation pharmaceutique s'est montrée le plus sûr et le plus puissant de tous les remèdes que recommande la science, et que tous les auteurs préconisent aujourd'hui dans ce genre d'affection : elle est prompte dans son action et pour ainsi dire infaillible dans ses résultats.

Nous n'avons pas à examiner maintenant, si l'hémorrhagie mensuelle, quand elle acquiert chez la femme de trop fortes proportions, ne devient pas plus accessible à l'action de l'ergotine qu'elle ne l'est à son début. Nous admettons sans diffi-

culté, que les *règles* quand elles réclament l'intervention de l'art, n'appartiennent plus dans leurs
conséquences à l'activité vitale de l'utérus, mais
sont directement placées sous la dépendance de la
faiblesse générale du système nerveux ou musculaire. Aussi, n'est-il pas rare de trouver chez les
personnes qui ont à lutter contre cette affection des
mouvements désordonnés dans le système musculaire, en même temps qu'un affaiblissement très
prononcé de la mémoire.

Avant d'entrer dans d'autres détails, nous
dirons que pour ne pas trop accumuler des faits
identiques, nous avons cru devoir faire connaître
l'histoire de cette dernière malade de préférence à
tout autre, pour n'avoir plus à revenir sur les hémorrhagies pulmonaires. Nous aurions pu choisir,
dans les faits nombreux qui se sont succédés sous
nos yeux pendant les premières années de notre
vie de praticien, des cas plus simples de ménor-
rhagie, dans lesquels nous avons été obligé d'intervenir, soit que ces hémorrhagies se manifestâs-
sent à la suite de certains accouchements, soit
qu'elles fussent, dans les premiers jours de l'apparition des règles, le résultat d'un mouvement
fluxionnaire trop énergique vers l'organe gestateur.
Mais dans ce cas, la prudence même nous ordon-
nait d'attendre pour agir, que la perte sanguine
active et naturelle, dans son principe, menaçât
par sa durée et son abondance de devenir funeste

dans ses conséquences. C'est pourquoi l'observation que nous avons donnée sous le N° 3, nous a paru d'un intérêt plus grand, au point de vue de la science, et surtout plus concluante en faveur de l'ergotine et de son mode d'agir, que toutes celles que nous aurions pu fournir.

Toutefois, avant d'émettre nos dernières idées sru le traitement des hémorrhagies par l'ergotine, prouvons par des faits la puissance de ce remède dans le cas où l'utérus se trouve le siége d'un engorgement chronique, alors que cette fluxion se porte sur le corps de l'organe gestateur ou sur son col, qu'elle s'accompagne ou non d'ulcérations plus ou moins profondes, ou que la matrice soit le siége d'une dégénérescence quelconque, ou enfin que les ulcérations soient le produit de l'action d'un corps étranger sur cet organe. Quand nous aurons terminé cette étude, nous reviendrons, mais pour conclure seulement, sur la question des hémorrhagies, et nous nous appuierons pour cela sur les documents scientifiques qui se rattachent à cette question.

OBSERVATION QUATRIÈME (1).

Mme T...., âgée de 37 ans, d'un tempérament lymphatico-sanguin, et réglée à 16 ans, a bientôt éprouvé une suppression de six mois ; mais au bout de ce temps, les règles se sont rétablies et ont continué avec une régularité parfaite jusqu'à l'âge de 20 ans et demi, époque à laquelle elle est devenue enceinte pour la première fois. Elle a accouché à terme, seulement le travail a été très long et très douloureux. Depuis ce moment, a-t-elle assuré, la matrice est restée beaucoup plus basse que d'habitude ; des fleurs blanches se sont établies, et des douleurs ont commencé à se faire sentir dans la région lombaire et dans le bassin. Cependant, trois ans après une nouvelle grossesse est survenue, et comme la précédente, s'est terminée par un accouchement dont le travail, quoique naturel, a été d'une grande lenteur. Depuis ce moment, toutefois, la malade a joui d'une bonne santé. Il y a quatre ans, Mme T... a vu ses règles devenir de moins en moins abondantes, et cela sans cause appréciable, sans aucun dérangement dans sa santé ; mais bientôt à

---

(1) Si je rapporte dans son entier cette observation de M. le docteur Arnal, c'est que j'ai l'intention pour conclure de la rapprocher de celles que je vais rapporter et qui me sont personnelles.

ce premier symptôme se sont jointes des douleurs dans la région lombaire et le bassin, des tiraillements dans les cuisses et l'aine gauche, un écoulement modéré d'un liquide glaireux, une pesanteur incommode à l'anus, etc. etc. Le docteur Mélique, consulté alors, examina la malade et reconnut un engorgement considérable du corps et du col de la matrice, et un léger renversement du côté droit.

La malade fut alors soumise à un traitement sévère, on la condamna à garder la chambre six mois entiers, quinze sangsues furent, à deux reprises différentes, appliquées au col, soixante bains généraux furent successivement administrés, de même que les ferrugineux à l'intérieur, ainsi que les injections de toute espèce; mais, malgré tous ces moyens, il n'y eut pas d'amélioration.

Peu de temps après, M. Mélique étant lui-même tombé malade, Mme T..... alla consulter le professeur Marjolin, qui écrivit sur sa consultation le diagnostic suivant : *Excoriation au pourtour de l'orifice du col de l'utérus ; abaissement de la matrice et légère hypertrophie de son corps.*

Peu de temps après, le docteur Arnal l'ayant examinée à son tour, constata les lésions précédentes, et de plus, un renversement notable du côté droit, reconnu dans le principe par le docteur Mélique.

Depuis le 7 avril 1841 jusqu'à la fin de dé-

cembre suivant, quatorze cautérisations par le
nitrate acide de mercure d'abord, puis par le
nitrate d'argent, furent pratiquées à la malade;
on lui fit, en outre, cinq saignées à des distances
variables; des injections avec la décoction de suie,
l'eau blanche, l'eau de ciguë, les sulfates de zinc
et d'alumine, etc., lui furent tour-à-tour administrés, de même à l'intérieur, des purgatifs,
l'extrait de ciguë à doses croissantes : mais tout
cela en pure perte. Les ulcérations se reprodui-
saient presque aussitôt que cicatrisées. Changeant
alors sa médication, ce médecin soumit la malade
à l'usage des pilules composées d'ergotine, à deux
grands bains par semaine, et à des injections faites
avec une forte décoction de têtes de pavots et de
morelle.

Pour abréger, dit M. Arnal, ce ne fut qu'au
bout de deux mois de ce nouveau traitement, que
la malade se trouva complètement guérie, et de
ses douleurs, et de son engorgement, et de ses
ulcérations, si bien qu'elle se contenta de faire de
loin en loin des injections avec de l'eau blanche
mêlée avec de l'eau-de-vie camphrée. Cependant,
nous avons eu bientôt à regretter l'usage des
pilules, et de ne les avoir pas, au contraire,
comme chez les autres malades, continuées pendant quelques temps encore, même après la cessation de tous symptômes. Et, en effet, six mois
après environ, le col était redevenu, non malade

9

comme précédemment , mais légèrement tuméfié dans son ensemble , et plus particulièrement à la lèvre antérieure du museau de tanche , où une rougeur plus vive se faisait remarquer. Nous avons donc été forcé de recommencer le traitement précédent , que la malade a complété en allant passer deux mois à la campagne. A son retour, nous l'avons trouvée , non seulement débarrassée du côté de la matrice , mais jouissant d'ailleurs d'une santé parfaite. Elle avait repris une fraîcheur et un embonpoint , qui ont étonné tous ceux qui , quelque temps avant , avaient été effrayés de son dépérissement progressif et de sa pâleur.

Tel est dans tous ses détails l'intéressante observation que nous avons empruntée au travail du docteur Arnal. Après le cas suivant, nous étudierons dans ces circonstances le mode d'agir de l'ergotine.

OBSERVATION CINQUIÈME.

Mme T...., couturière , âgée de 25 ans à peine, réclama nos soins, et le 15 août 1857 nous lui fîmes notre première visite. Cette jeune femme d'un tempérament bilioso-nerveux , d'une bonne constitution , née de parents sains et robustes , et fortement portée aux plaisirs érotiques , était atteinte depuis plus d'un an d'un engorgement du col de l'utérus avec ulcération. Cette maladie se manifesta à la suite des manœuvres que cette jeune femme exerça sur elle-même à l'aide d'un corps étranger qui, trop énergiquement poussé vers la matrice, occasionna une pénible et douloureuse impression, elle vit immédiatement suinter un écoulement sanguin peu important.

Les approches sexuelles furent depuis ce moment pénibles à supporter. C'est sous l'influence de ces fâcheuses circonstances qu'elle crut devoir demander les conseils médicaux de quelque rebouteur. Cet habile homme ne vit dans la suppression menstruelle et les pertes sanguines noirâtres continuelles qui existaient alors, qu'un état chlorotique ; aussi, se vit-il contraint par son diagnostic à employer les ferrugineux, le régime fortement animalisé ; et divers autres moyens analogues. Une constipation des plus opiniâtres et que nous ne pûmes vaincre que par l'usage de la curette fut le résultat de ce traitement inintelligent.

Après cinq mois de souffrances atroces, elle réclama les soins éclairés de l'un de nos confrères, qui, ne soupçonnant pas tout d'abord l'existence de la constipation, se contenta d'apporter tous ses soins au traitement de la maladie locale. Les applications topiques les mieux indiquées, les injections astringentes, la cautérisation au crayon de nitrate d'argent et celle au nitrate acide de mercure furent à peu près sans résultat : seul, l'engorgement parut diminuer.

Le 15 août 1857, nous fûmes appelé en consultation, et après avoir reconnu l'état de l'organe malade, nous crûmes devoir recourir à l'emploi de l'ergotine unie, il est vrai, à une petite quantité d'iodure de fer. La malade fortement affaiblie recouvra promptement ses forces; l'écoulement diminua progressivement, et aujourd'hui 8 octobre 1857, la guérison peut être considérée comme complète; en effet, l'engorgement du col utérin a à peu près disparu, et l'ulcération qu'aurait difficilement recouverte une pièce de deux centimes, offre tout au plus les dimensions de la tête d'une épingle. Chez cette malade, l'ergotine fut employée à la dose de vingt centigrammes par vingt-quatre heures, que je faisais suspendre une fois chaque sept jours. Je dois ne pas oublier de dire qu'en même temps j'appliquai sur le col des tampons imbibés d'une solution au dixième d'ergotine. Comme on le voit, le résultat fut favorable, et cette double administration termina promptement cette maladie, qui laissait encore présager la venue de grandes souffrances.

OBSERVATION SIXIÈME.

A la même époque, la nommée R****, repasseuse, éprouva de violentes douleurs de ventre et une perte lente et continuelle. Elle vint réclamer mes soins, et par mon examen, je ne pus constater que trois petites ulcérations situées sur le col utérin et à la lèvre antérieure de cet organe. L'ergotine fut employée dans cette circonstance en pilule et en injection. Le résultat de cette médication fut heureux et la cure complète en trois semaines de temps. Chez cette femme, d'une constitution forte et robuste, les forces n'avaient pas sensiblement diminué ; le flux mensuel reparut aux époques déterminées, et, depuis lors, la santé générale n'a point été altérée.

L'ergotine, s'il faut en croire MM. Bonjean, Sée et Piédagnel, aurait une action spéciale sur le système sanguin, elle tendrait à diminuer la rapidité de la circulation et aussi la multiplicité des mouvements du centre circulatoire lui-même. M. le docteur Arnal qui, par amour de la science, s'est soumis à l'action de l'ergotine, a éprouvé, comme nous l'avons dit précédemment, des phénomènes analogues à ceux ressentis par M. Bonjean, et les résultats, qu'il a obtenus, ont été semblables à ceux relatés par les docteurs Sée et Piédagnel.

Nous ne chercherons pas encore à savoir si les savants que nous venons de citer ont sagement apprécié les faits sur lesquels ils ont basé leur théorie. Nous aimons à croire que dans cette circonstance, comme dans toutes, ils ont éloigné tout esprit de système, et que, sans idées préconçues , ils n'ont été que de froids observateurs. Nous-même, pour donner à cette importante question toute sa lucidité, et dans le but seulement d'éclairer notre religion, nous avons cru devoir nous soumettre à l'action de cette substance.

Cette manière d'agir ne fut pas sans fixer notre conviction médicale , fortement ébranlée tout d'abord par les sérieuses observations faites par les divers auteurs que nous venons de citer. Comme eux, nous avons personnellement éprouvé et observé chez nos malades moins de fréquence dans le nombre des pulsations du pouls , noté une différence assez peu remarquable dans les mouvements du cœur et une diminution presque inappréciable dans l'intensité des bruits de cet organe.

Pour arriver à ce résultat, nous avons nous-même préparé, d'après le mode indiqué par le pharmacien de Chambéry, une quantité déterminée d'ergotine et d'huile ergotée. Nous avons pris de l'une et de l'autre substance dans de sages proportions , et voici le résumé des phénomènes circulatoires qui se sont manifestés, et que nous avons pu établir. Il est inutile de faire remarquer que , dans les deux cas , nous jouissions d'une parfaite santé. Cette circonstance n'est pas sans intérêt, car d'après elle l'on peut conclure qu'aucune influence particulière n'entravât l'action de ces deux substances.

PREMIÈRE EXPÉRIENCE.

Résultats fournis par l'Ergotine.

Pour étudier d'une manière convenable, et comparer entr'eux les effets produits par l'ergot, l'ergotine et l'huile ergotée, suivant l'exemple du docteur Arnal, je crus devoir me soumettre à l'action physiologique de ces deux dernières substances; en conséquence, le 12 août 1855, je pris trois grammes d'ergotine dissous dans soixante grammes d'eau ordinaire. Je divisais la totalité de cette solution, que je pris à vingt minutes d'intervalle de l'une à l'autre.

Le pouls qui se trouvait à quatre heures du matin, au moment où je pris la première dose de ce breuvage, à soixante-dix-sept pulsations à la minute, n'éprouva aucune modification dans son rhythme normal; à quatre heures vingt minutes du matin, je pris la seconde portion du remède à expérimenter, et cinq minutes après le pouls ne battait plus que soixante-treize fois dans le même laps de temps. Ce moment d'arrêt fut presque insignifiant, car quelques secondes après le pouls avait repris ses mouvements ordinaires. Pour être historien impartial, nous devons mentionner aussi certaines agitations des membres inférieurs.

Qu'on veuille bien ne pas oublier que si j'ai

précipité l'administration de l'ergotine, c'est afin
de ne pas laisser à la première dose que j'avais
employée le temps nécessaire pour que l'effet
qu'elle avait dû produire, quelqu'insignifiant qu'il
fût, d'ailleurs, n'eût point cessé son action avant
l'administration de la deuxième partie du breuvage que je devais désormais étudier dans toute sa
puissance dynamique.

Comme on le voit, cette première tentative conforme par ses résultats à ceux obtenus par le
docteur Arnal et le pharmacien Bonjean, ne semblerait laisser aucun doute sur leur manière d'expliquer l'action de l'ergotine sur l'économie humaine.
Ce que nous ne pouvons admettre, et en effet,
ce n'est pas dans le mode d'agir de l'extrait hémostatique que l'on remarque la différence qui nous
sépare des habiles expérimentateurs que nous
venons de citer, mais, au contraire, c'est dans la
nature de l'agent thérapeutique lui-même que se
trouvent les motifs de notre divergence d'opinion.
Mais avant d'en venir à cette étude particulière
que nous ferons bientôt, nous rapprocherons de
l'expérience suivante les témoignages scientifiques
qui ont été fournis sur la matière et sur la composition chimique probable de l'ergotine. Pour
nous, bien décidé que nous sommes à étudier cet
important problème sous toutes ses phases, nous
prouverons que dans le mode d'agir de l'ergotine
se trouvent toute la puissance excitante de l'ergot

de seigle et une faible partie de celle du poison contenu dans ce grain altéré. Cela dit, voyons quels sont les résultats obtenus sur nous-mêmes par l'administration de l'huile ergotée.

DEUXIÈME EXPÉRIENCE.

Résultats fournis par l'huile ergotée.

Afin de prouver d'une manière plus certaine que nos adversaires sont dans l'erreur, le 20 août 1855, nous prîmes deux grammes cinquante centigrammes d'huile ergotée. Il était quatre heures du matin quand je me soumis à l'influence de ce violent poison, et jusqu'à sept heures j'avais éprouvé les symptômes suivants : pesanteur de tête, propension au sommeil, légers troubles dans la vue, dilatation des pupilles, fréquentes envies de vomir, ralentissement du pouls. A sept heures et demie du matin, le pouls devint excessivement faible, j'éprouvai une diminution notable dans les mouvements du cœur, des envies de vomir plus fréquentes, la somnolence augmenta, et le trouble de la vue acquit de l'intensité.

A dix heures, tous ces symptômes s'étaient graduellement affaiblis, et à midi, il ne me restait de ces divers signes qu'un peu de fatigue.

Pour mieux m'assurer de ce fait, j'administrai une forte dose d'huile ergotée à un chien robuste et de taille moyenne. Dans les symptômes que je remarquai, je ne trouvai nulle différence avec ceux que j'avais éprouvé moi-même. Deux heures après l'ingestion du poison, l'ivresse étant complète, *je vis l'urine s'échapper de la verge par goutte et sans jet.* Cette circonstance me parut utile à être notée, et l'animal qui servait à l'expérimentation éprouva des convulsions presque continuelles dans tous les membres, comme d'ailleurs cela se remarque dans l'empoisonnement par l'opium.

Et maintenant que dirai-je du mode d'agir de la substance mère? Est-il utile de l'étudier spécialement? Non sans doute. Ce que nous avons écrit dans la première partie de ce travail répond parfaitement à toutes les questions que nous nous sommes posées, en faisant les deux expériences qui précèdent. Contentons-nous de rappeler que l'ergot entier et dans de certaines proportions possède la même action que l'ergotine en particulier et que l'huile ergotée. A la vérité, les phénomènes cérébraux et circulatoires sont plus prononcés par l'usage seul de l'ergot, qu'ils ne l'ont été pendant notre première expérience et moins que pendant la deuxième.

En résumé, l'ergot du seigle possède donc, comme substance médicinale, les propriétés de l'ergotine et celles de l'huile ergotée, et l'ergotine possède cette même puissance à un moindre degré toutefois, mais dans le cas seulement où il s'agit de son action hyposthénisante sur les centres nerveux et sur l'appareil circulatoire ; hors cette exception, elle a toute la vertu excitante de l'ergot.

Il nous reste maintenant pour revenir une dernière fois sur cette partie de notre travail, de prouver par les écrits de M. Bonjean et par les observations qui suivent qu'à l'ergotine seule appartient la puissance excitante de l'ergot, que son mode d'action spécial sur la moelle épinière, parfaitement établi par M. le docteur P.-S. Payan d'Aix, est dû à cette propriété, que le ralentissement du pouls et la diminution des battements du cœur sont produits par une portion d'huile ergotée, inséparable jusqu'à présent de l'ergotine ; que c'est à cette circonstance que l'on doit rapporter l'erreur de l'École italienne, et non le pouvoir qu'a l'ergotine d'arrêter les hémorrhagies actives ou passives. Voilà pourquoi nous pouvons dire, par anticipation, que nous avons arrosé d'une solution d'ergotine au dixième des gâteaux de charpie qui, appliqués sur un ulcère cancéreux, fournissant alors une hémorrhagie inquiétante, produisirent de bons résultats. En effet, bien que dans les premiers moments la perte sanguine se fût arrêtée et que notre expérimentation ait été prolongée à dessein, nous ne pûmes percevoir chez notre malade le moindre changement dans la circulation. Ce n'est donc pas à cet arrêt de circulation que l'extrait hémostatique doit sa propriété antihémor-rhagique.

Après ces remarques, nous devons ajouter qu'au rapport de M. le docteur Lazowski (1), ancien préparateur de chimie à l'École spéciale de pharmacie de Montpellier, l'ergotine, telle que la prépare et l'obtient M. Bonjean, n'est que l'extrait aqueux du seigle ergoté, improprement nommé *Ergotine* par le pharmacien de Chambéry, et M. Bonjean (2) lui-même ne paraît pas repousser la dénomination d'extrait aqueux donnée à ce qu'il appelle ergotine par les rédacteurs de la *Gazette des hôpitaux* (3) et par le directeur de l'*Encyclographie médicale* (4). Cet aveu tacite entraîne avec lui, ce me semble, l'idée qu'une petite quantité d'huile ergotée reste toujours unie à l'ergotine.

M. le professeur Bouchardat, non moins recommandable par ses écrits que par la position scientifique qu'il occupe dans le monde médical, ajoute, après avoir résumé les travaux de M. Bonjean :

1° Que le nom d'ergotine que M. Bonjean adopte lui paraît peu convenable, qu'il s'applique, en effet, à un produit complexe, et il faut bien le reconnaître mal défini.

(1) *Revue thérapeut. du midi*, 1853, p. 241.
(2) *Loc. cit.*, p. 264 et 265.
(3) Nos 66, 73, 1843.
(4) Encyclop. méd. 1843, p. 285 et suiv.

2° Ce savant ne peut encore admettre cette séparation rigoureuse du principe toxique et du principe médicamenteux, comme M. Bonjean prétend l'avoir obtenu. C'est une ancienne hypo- thèse, dit-il, que plusieurs chimistes ont en vain poursuivie pour plusieurs médicaments importants, et des recherches physiologiques attentives ont toujours démontré que c'était une utopie : le poi- son devient médicament quand on l'administre à propos et à doses convenables. Les propriétés thérapeutiques sont toujours sous la dépendance des propriétés physiologiques (1).

Ainsi donc, le professeur de Paris nie la possi- bilité de démontrer la séparation réelle du principe toxique et du principe médicamenteux dans l'er- got. Pour nous, qui n'avons pas besoin d'étudier cette importante question chimique, puisque nous n'avons à nous occuper que de l'emploi thérapeu- tique de l'ergotine, nous rappellerons que, d'après nos essais, l'extrait hémostatique du pharmacien de Chambéry nous a paru posséder toujours une certaine quantité d'huile ergotée. C'est parce que nous n'avons pas à nous prononcer sur cette question, que nous laissons à M. Bonjean le mérite comme aussi la responsabilité scientifique de son analyse chimique. Par cette réserve, il nous paraît inutile de comparer l'analyse de ce grain

(5) Mat. méd. et thérap. comp., 2ᵐᵉ édit. 1846, p. 142, 143.

faite par M. Bonjean à celle déjà connue du monde savant et publiée par Vauquelin (1) et par Wigers (2).

Il reste donc établi, par les témoignages que nous venons d'invoquer, que l'ergotine possède toujours une certaine portion du principe toxique de l'ergot, et que c'est à cette particularité qu'il faut rattacher les phénomènes nerveux et cir-culatoires indiqués par MM. Arnal, Guilhand, Bonjean, Sée et Piédagnel. A la vérité, nous n'avons pas pour mission de rechercher si l'ergo-tine de M. Bonjean est parfaitement pure et si elle ne contient pas une proportion, quelle qu'elle soit, d'huile ergotée. A MM. Bonjean, Bouchardat, Lazowski, etc., de s'entendre sur ce point important. Il ne nous reste, ce nous semble, comme physiologiste, qu'à savoir par la théorie (ce que bientôt nous démontrerons par les faits), si l'huile ergotée possède une action excitante sur la moelle épinière, ou bien si ce n'est pas plutôt à l'ergotine qu'appartient ce mode d'agir. L'habile pharmacien de Chambéry nous vient en aide pour atteindre ce but et résoudre ce pro-blème. A l'huile ergotée, écrit-il, le mérite vrai et incontestable de guérir les paralysies, les para-

(1) *Journ. de pharm.*, t. III, p. 164 ; 1817.

(2) *Inquisitio in secale cornutum comm. procem. orn.*, Gœtting, in-4°, 1831.

plégies, etc., c'est-à-dire pour parler le langage médical, qu'à ce remède est dévolu le pouvoir d'exciter la moelle épinière; cependant, ajoute M. Bonjean, cette substance pourrait occasionner la gangrène, bien qu'elle fut administrée à petites doses, si l'usage en était trop longtemps continué. L'ergotine, comme nous l'avons dit précédemment et selon le même auteur, ne posséderait pas sur le système nerveux cette action spécifique que nous réclamons en sa faveur.

Cependant, le docteur Arnal a recueilli et publié une observation curieuse de paralysie de la vessie, compliquée d'hématurie et dans laquelle l'ergotine a été très heureusement employée, puisqu'en quelques jours elle a fait cesser ce double accident, que j'avais, écrit ce docteur, vainement combattu par divers autres agents réputés énergiques et généralement recommandés par les praticiens les plus estimés (1).

Quelqu'ardent que soit l'amour du pharmacien piémontais pour l'ergotine, nous serions heureux qu'il pût nous éclairer sur ce point, et nous démontrer si, comme nous l'avons écrit dans les pages précédentes, le mode d'action de l'huile ergotée qui devrait être avantageusement employée, selon lui, dans les cas de paralysie, n'est pas le même que celui de l'ergotine pour

(1) *Gazette des hôpitaux*, 1844.

nous..... L'observation de M. Arnal laisserait-
elle sur ce chef exister le moindre doute ? Non
certainement ; et dès-lors pourquoi admettrions-
nous que l'huile ergotée porte son action sur le
plexus lombaire dans les cas de paralysies des
membres inférieurs, plutôt que sur le *plexus vésical* dans le cas de paralysie de cet organe, rapportée par le médecin que je viens de citer ?... Il
nous paraît naturel de demander à M. Bonjean
dans quel but M. Arnal s'est servi de l'ergotine, et
puisque l'action de ces deux principes constitutifs
de l'ergot est diamétralement opposée, pourquoi
le malade de ce médecin a-t-il guéri ?...

Cette remarque rapprochée de ce que nous
avons dit précédemment, et surtout mise en présence des expériences contradictoires faites et
publiées par M. Bonjean (1), prouve combien il
est difficile de croire à la séparation complète des
deux principes contenus dans l'ergot. Ce chimiste
cependant a, selon nous, rendu un grand service
à l'humanité en épurant le principe actif de l'ergot
du seigle, et, sous ce rapport, il a bien mérité de
la science. Quoi qu'il en soit, nous pouvons dire,
avec le professeur Dubois, que l'ergotine possède
tous les avantages de l'ergot sans en avoir les
inconvénients ; et nous ajouterons que si, dans
certaines circonstances, le *principe toxique* a pro-

(1) *Loc. cit.*, p. 106 et suiv.

curé des mouvements convulsifs chez les sujets qui servaient à l'expérience, mouvements qui auraient pu laisser croire à la puissance excitante de cette substance, c'est que l'huile ergotée renfermait une certaine proportion d'ergotine, et que, sous ce rapport, elle se serait comportée à la manière de l'opium.

D'ailleurs l'opium (et le seigle ergoté a sur les centres nerveux la même action que cette substance, d'après les autopsies du docteur Chevallay), n'est pas regardé comme hypersthénisant, bien que Brown l'ait considéré comme tel à la fin du siècle dernier. M. Giacomini, dans son Traité de pharmacologie (1), a renouvelé la théorie du médecin écossais. Il serait difficile de réunir en faveur de cette manière de voir plus de sophismes que n'en a entassé le savant italien. Pour Giacomini, en effet, l'hypersthénie, à son dernier degré, n'est que l'hyposthénie. Ainsi donc, d'après cette manière de voir, tout dans la science des remèdes dont nous parlons, c'est-à-dire, le pouvoir excitant d'une part et la puissance hyposthénique de l'autre devraient, par rapport aux maladies qu'ils combattent, et surtout quant à leurs effets sur l'économie humaine, se traduire par ces mots : *Amenant toujours la prostration*, si nous voulions parler le langage exagéré de l'école

(1) *Loc. cit.*, p. 68, traduction.

Rasoriste. Énoncer une pareille idée, c'est être
fixé sur sa valeur, c'est l'avoir jugée!...

Du reste, les disciples de l'École italienne sont
loin de s'entendre sur ce point important de leur
doctrine : la vérité et la logique des faits leur
arrachent parfois des aveux remarquables! MM. les
docteurs Parola et Rossi viennent de rapporter
dans un journal italien quelques observations assez
curieuses de phthisie pulmonaire heureusement
arrêtée par l'usage de l'*huile ergotée* ou *extrait
éthéro-résineux* du docteur Parola. Dans une première observation de M. Rossi, il s'agit d'une
jeune fille lymphatique affectée de bronchite, et
chez laquelle se déclarèrent plus tard tous les
phénomènes d'une phthisie commençante, tels
que : fièvre périodique chaque soir, sueurs noc-
turnes, toux fréquente avec crachats mucoso-sali-
vaires abondants, émaciation progressive, mâtité
et respiration obscures sous les clavicules. Chez
cette malade, l'extrait éthéro-résineux à la dose de
10 à 12 centigrammes ramena le calme le plus
complet au milieu de ces graves désordres, et
l'huile de foie de morue n'eut que peu de chose à
faire pour achever la guérison (1).

Nous avons vu précédemment que, d'après le
professeur Sacchero de Turin et M. Bonjean lui-
même, l'ergotine, seul principe soluble dans l'eau,

(1) *Bulletin général de thérapeutique*, 1858.

était *hyposthénisant*, et que l'huile ergotée, seul principe soluble dans l'éther, était *hypersthénisant*. Or, nous demandons comment il a pu se faire que MM. Parola et Rossi soient parvenus à suspendre chez une phthisique et la fièvre et l'expectoration, par l'usage exclusif d'une substance aussi *excitante* que l'est, selon MM. Bonjean, Sacchero, etc., etc., l'huile ergotée ? Il nous suffit, pour le moment, de poser cette simple question, puisque nous l'avons implicitement résolue dans les pages précédentes de notre travail.

Maintenant voyons, sans nous arrêter davantage sur ce sujet, quelles sont les diverses maladies contre lesquelles l'ergotine a été heureusement employée. Cette étude succincte faite, nous arriverons directement à la cure radicale de la *dysenterie* et de la *diarrhée chroniques*, par l'usage de ce remède. C'est afin de vulgariser ce mode de traitement rationnel dans son principe et sûr dans ses effets, que nous avons entrepris ce travail.

Avant de faire cette application, rappelons que dans le cas d'empoisonnement par l'huile ergotée, le pharmacien de Chambéry n'a généralement trouvé aucune lésion de la muqueuse de l'estomac, si ce n'est un peu de rougeur, phénomène que l'on remarque aussi dans l'empoisonnement par l'opium, mais cette injection n'est que passive et survenue après la mort (1). L'engorgement des poumons, les points sanguinolents que l'on rencontre dans le cerveau coupé par tranches dans l'un et l'autre cas, ne suffisent-ils pas pour expliquer la *stase sanguine?* Ce ne sont pas là, ce nous semble, les phénomènes que devrait produire dans son administration un remède jouissant de propriétés stimulantes; c'est aussi pour ce motif que nous ne pouvons dire de cette substance ce que Brown l'écossais disait de l'opium dont il avait mal étudié l'action : *Me hercle non sedat !*

Nous venons de montrer avec quels avantages l'on peut recourir à l'usage de l'extrait hémostatique contre les hémorrhagies utérines, qu'elles soient essentielles ou symptomatiques, contre les engorgements de l'utérus s'accompagnant d'ulcérations, etc. etc.; poursuivons maintenant son étude clinique.

Pour ne pas trop éloigner les uns des autres les sujets d'observations qui, par leurs phénomènes peuvent avoir entr'eux quelque analogie, nous allons parler des hémorrhagies externes. Nous ne chercherons pas à savoir si l'ergotine est *hémostatique* ou *hémoplastique;* sous ce rapport, qu'importe à cette étude son action sur le sang extravasé ou s'échappant des vaisseaux artériels, comme remède, elle est utile et a déjà rendu de

---

(1) Blache, Dict. de méd., 2ᵐᵉ édit., t. xxɪɪ, p. 257.

grands services dans l'ouverture des vaisseaux à
petit calibre. Les professeurs Bonnet et Pétrequin
de Lyon ont dans ce cas essayé l'usage du principe
actif de l'ergot, et en ont obtenu de bons résultats;
dans une circonstance le docteur Pétrequin avait
à s'occuper d'une hémorrhagie assez abondante
fournie par la pédieuse, et M. Bonnet d'un écoulement sanguin fourni par une des branches de la
faciale; dans les deux cas, la compression méthodique fut exercée sur des tampons imbibés d'ergotine. Certains médecins ont même, dans le but
d'arrêter plus sûrement la perte du sang, administré concurremment ce remède en potion.

Dans deux observations, le docteur Simon de
Savoie remarqua que la surface de la plaie était
desséchée, et qu'il existait une légère inflammation de sa surface et des lambeaux (1).

Du reste, cette propriété hémostatique de l'ergotine, désormais acquise à la science, a été reconnue
par plusieurs sociétés savantes, et comme toutes
les découvertes utiles, elle a reçu son baptême
scientifique. En 1846, le docteur Retzius, médecin
du roi de Suède, déposa sur le bureau de l'Académie royale des sciences de Stockholm, un rapport dont les conclusions sanctionnèrent et mirent
hors de doute la propriété hémostatique de l'ergo-

(1) Bonjean, Emploi de l'ergotine chez les malades et les blessés de
l'armée d'Orient, 1855, p. 11 et suiv.

tine. Dans la même année, l'Académie des sciences de Paris avait fait sur cette matière un rapport favorable, et en 1847, l'Académie royale de Turin reconnut l'utilité pratique et l'action spéciale de l'extrait aqueux du seigle.

Les faits cliniques que nous venons de rapporter ne viennent-ils pas se joindre à notre raisonnement, et ne déposent-ils pas formellement contre la vertu hyposthénique de l'ergotine?... Mais poursuivons. Dans deux blessures, l'une de l'artère radiale, et l'autre probablement de l'arcade palmaire, le docteur Piollet appliqua sur la plaie et sans compression aucune, des linges trempés dans une solution d'ergotine au dixième, et obtint des résultats non moins concluants que ceux que nous avons fait connaître précédemment. Chez ces deux malades, l'administration du principe médicamenteux fut en même temps prescrite à l'intérieur.

Le docteur Hannon a obtenu par l'ergotine unie à d'autres substances un extrait qu'il regarde, avec juste raison, comme l'hémostatique le plus énergique que nous possédions. Pour s'opposer à toute hémorrhagie grave, il étend une couche plus ou moins épaisse de cette pâte sur le siége de l'écoulement sanguin. Voici, d'après le professeur Bouchardat, la formule et la composition de cette préparation pharmaceutique (1) :

_____

(1) Annuaire de thérapeutique, 1855, p. 213.

Acide benzoïque.......... 1 partie.

Sulf. d'alumine et de potasse. 3 —

Ergotine................. 3 —

Eau................. 25 —

Mêlez.

On fait bouillir le tout dans une capsule de porcelaine pendant trente minutes, en agitant sans cesse, et en remplaçant de l'eau chaude par celle qui s'évapore, jusqu'à consistance d'extrait.

Cette préparation pharmaceutique, qui est peut-être de beaucoup supérieure, par son énergie, dans son usage thérapeutique, à l'emploi de l'ergotine seule, serait la plus singulièrement conçue que nous connaissions, si l'extrait hémostatique de M. Bonjean avait d'autres propriétés que celles que nous lui attribuons. En effet, les deux substances médicamenteuses ajoutées à l'ergotine sont, l'une stimulante et l'autre astringente, et s'il en était autrement, leur pouvoir se neutraliserait mutuellement. Les docteurs Bonnet et Pétrequin, par l'emploi seul de l'ergotine, ont obtenu des succès aussi beaux que l'ont été ceux qu'a fait connaître le docteur Hannon lui-même. Nous devons cependant rappeler que le remède proposé par ce dernier médecin nous paraît de beaucoup préférable par son énergie, à l'usage exclusif de l'extrait hémostatique.

Ce rapprochement nous donne le droit de conclure que l'ergotine seule possède toutes les vertus

thérapeutiques dont nous venons de parler, c'est-
à-dire, qu'elle exerce sur l'économie une action
stimulante en même temps qu'*astringente*. Quand
nous ferons l'étude de l'application de cette substance à la dysenterie, cette dernière propriété
ressortira encore mieux.

Des faits nombreux dus à d'autres praticiens
prouvent que l'ergotine jouit d'une action *cica-
trisante* et qu'elle a été très heureusement employée dans le traitement des ulcères atoniques
chez les vieillards (1). Mais pour obtenir ce résultat, il faut que cet agent médical possède des
vertus excitantes, puisqu'il provoque l'inflammation adhésive.

Uni au perchlorure de fer, l'ergotine agit avec
non moins de certitude ; son emploi est toujours
aussi simple et le résultat en est constamment
sûr (2).

Après cette exposition, nous croyons sans utilité
pratique et surtout sans importance théorique de
rapporter un cas de section de l'artère tibiale antérieure que nous avons eu à traiter. Il nous suffit
de dire que des plumasseaux imbibés d'une solution d'ergotine et tenus sur la plaie à l'aide d'une
compression méthodique, conjurèrent prompte-

(1) Les docteurs Furno, Puget et Domenget se sont occupés de ces
cas cliniques.

(2) Bonjean, *loc. cit.*

ment tous les accidents qui pouvaient naître de l'ouverture de ce vaisseau.

L'ergotine a été encore employée dans une foule d'autres circonstances. Les médecins, qui s'en sont servis avec le plus de persévérance et de succès se sont toujours adressés à cette substance, comme nous·l'avons dit dans les parties précédentes, pour combattre les affections chroniques qui paraissaient, pour leur guérison, réclamer son emploi.

Pour ne pas entrer dans trop de détails, nous ne parlerons pas de l'administration de cette substance comme moyen propre à exciter les contractions utérines dans tous les cas où l'ergot lui-même a été jugé utile. C'est en vertu de cette propriété que MM. les docteurs P. Guersant, Davies, Macgill, Sommerville, Mac-Farlanne et tant d'autres, sont parvenus à extraire de l'utérus des corps étrangers énormes, et qui par la persistance et la gravité des hémorrhagies qu'ils occasionnaient, exposaient grandement les jours des malades qui en étaient affectés : ces tumeurs ne tardaient pas à être expulsées, les hémorrhagies cessaient et tous les accidents étaient conjurés. En résumé, l'ergotine comme agent obstétrical possède les avantages de l'ergot, sans avoir tous les inconvénients qu'on attribue à ce dernier.

L'extrait hémostatique a été avantageusement employé dans les hémorrhagies nasales, l'hémoptysie, l'hématurie, l'hématémèse et le scorbut. Dans ces diverses circonstances, l'action dynamique de ce remède fut la même que dans les autres hémorrhagies dont nous avons précédemment parlé.

Il nous paraît inutile aussi de rappeler le traitement par l'ergot, de la leucorrhée et de la blennorrhagie : ces faits, nous les avons déjà énoncés, et cela suffit à notre travail.

Dans la spermatorrhée, feu le professeur Lallemand reconnaît à l'ergot de puissants avantages pour la cure des pertes séminales, quand elles sont dues à un état atonique. Dans le cas contraire, si les pertes séminales sont dues à une action irritante, ce médecin considère l'emploi de cette substance comme dangereux et contre-indiqué (1).

L'ergotine a généralement procuré des cures si inattendues, qu'on a senti le besoin d'agrandir son domaine thérapeutique ; les vomissements opiniâtres, l'aménorrhée, l'hystérie, l'éclampsie ont été, nous assure-t-on, avantageusement combattues par son emploi : la stérilité elle-même n'a pu résister à l'action de l'ergot, écrit M. Nado (2). Ce médecin veut sans doute parler de la stérilité

(1) Des pertes séminales, t. III, 1837.

(2) Réflexions médico-pratiques sur l'heureux emploi du seigle ergoté dans quelques espèces d'hystérie, par Nado.

essentielle. Un cas heureux n'aurait pas dû, dans cette circonstance, faire oublier à M. Nado. cette vérité, que le docteur Double a si bien retracée par ces belles paroles : « Nous attribuons souvent »aux remèdes des effets qui appartiennent ex-»clusivement au travail de la nature, et nous ne »saurions trop nous pénétrer de cette idée que la »nature a sans cesse à ses ordres et sous sa main »une foule de mouvements automatiques qu'elle »emploie à notre insu à sa propre conserva-»tion (1). »

Nous avons précédemment énoncé l'habile pratique de MM. Barbier, P.-S. Payan, aussi sommes-nous dispensé d'en faire maintenant une étude spéciale. Si nous avons renvoyé à l'étude de l'ergotine celle de ces diverses maladies, c'est que nous avions accordé, sauf pour les maladies nerveuses dites *névroses,* à cette substance, les mêmes propriétés qu'à l'ergot lui-même.

Par les faits que nous venons de rapporter et par l'étude des observations qui suivent, nous pourrons faire connaître les propositions générales qui nous ont paru ressortir de l'ensemble de ces cas particuliers; car, en médecine, on doit toujours contrairement à l'opinion de plusieurs médecins et surtout de Franck (2), disciple dévoué à

(1) Séméïologie, t. I, p. 67.
(2) *Ratio inst. clin., Ticiniensis, 1797.*

la méthode de Brown, s'élever graduellement des faits particuliers aux vues générales, et ne jamais subordonner les faits observés à l'esprit de système, et les forcer pour ainsi dire de se plier à des suppositions arbitraires.

Aussi, comme on peut s'en convaincre, c'est exclusivement par les faits que nous sommes parvenu à établir la théorie qui nous a paru le mieux leur convenir et à fixer le mode d'agir de l'ergotine. Par ce moyen, nous croyons avoir évité l'erreur qui s'attache à toute étude qui a la prétention d'être métaphysique, avant d'avoir été expérimentale.

CHAPITRE CINQUIÈME.

DE L'EMPLOI DE L'ERGOTINE DANS LA DYSENTERIE ET LA DIARRHÉE CHRONIQUES.

Vulgariser le traitement de la dysenterie et celui de la diarrhée chroniques par l'emploi de l'ergotine, tel est le but principal que nous nous sommes proposé en écrivant cet ouvrage ; et après avoir établi d'une manière irréfutable le *Modus agendi* de l'extrait hémostatique du pharmacien de Chambéry, il ne nous reste plus qu'à nous livrer à l'étude du traitement de ces deux affections, que nous ferons précéder toutefois de la description symptomatique qui leur convient.

Mais avant de tracer d'une manière spéciale le tableau analytique des symptômes auxquels on reconnaît la dysenterie et la diarrhée chroniques, nous donnerons de ces affections une définition aussi rigoureuse que possible. Si les lésions ana-

tomiques offraient ce caractère de certitude con-
stante dans leurs effets et dans leurs causes que la
science médicale est en droit, selon certaine école,
d'exiger de cette partie de la pathologie, il nous
serait assez facile de trouver là tous les éléments
constitutifs d'une bonne définition ; mais il n'en est
pas ainsi. Dans les pages qui vont suivre, nous ne
parlerons pas des lésions anatomo-pathologiques,
puisque nous ne saurions les regarder comme la
cause immédiate de certains symptômes apparents;
mais le cas échéant, elles nous serviront à expliquer la valeur de ces signes même. Nous aurons
ainsi à remarquer simplement les rapports de cause
à effet qui existent entre l'état anatomique de l'intestin et ses manifestations extérieures d'une part ;
comme aussi par l'étude même des caractères physiques de la maladie, pressentir les lésions co-
existantes du tube digestif, et les causes sous l'influence desquelles la diarrhée et la dysenterie se
seront produites. Nous pourrons ainsi voir si la
maladie fut à forme bilieuse, inflammatoire, etc.,
dans son principe.

C'est sous l'influence de ces idées, que nous
écrivions, il y a quelque temps, à l'Académie des
sciences et belles-lettres de Montpellier, que la
maladie nous avait toujours paru être un fleuve,
dont le médecin pouvait à sa fantaisie, guidé
d'avance par une méthode philosophique pure,
remonter ou descendre le cours. C'est grâce à

cette doctrine médicale que nous sommes parvenu
à distinguer dans la dysenterie chronique proprement dite, tout ce qui légitimait nos idées et justi-
fiait notre traitement.

La diarrhée et la dysenterie, reconnaissant
comme puissance première, une foule de causes
diverses, ne peuvent être définies par aucune particularité de leur étiologie spéciale. Nous sommes
donc obligé d'en venir, pour chacune d'elles, à
l'exposition de leurs principaux symptômes ; et
cette nomenclature de faits pathologiques, con-
densés autant que possible, formera leur définition.
C'est dire par là que nous leur donnerons pour définition les symptômes qu'elles présentent le plus
généralement. Ces remarques préjudicielles bien
établies, abordons franchement l'étude de ces deux
affections.

DÉFINITION ET SYMPTOMATOLOGIE.

La dysenterie est une affection caractérisée par
un besoin plus ou moins répété, et quelquefois
même continuel d'aller à la selle, et donnant lieu
à l'excrétion laborieuse et presque toujours peu
abondante de matières muqueuses, vitrées, *généralement* mélangées de sang ou d'un liquide plus
ou moins sanguinolent (1).

(1) Dict. des études méd. pratiques, t. v, p. 241.

Cette définition de MM. Fleury et Marchessaux nous a semblé préférable à tout autre. La légère, mais toutefois importante modification que nous lui avons fait subir, la rend dans l'état actuel de la science tout-à-fait soutenable.

Nous avons par le mot, *généralement*, donné à entendre que les selles dysentériques pouvaient quelquefois ne pas être maculées de sang, et malgré cela la maladie n'en pas moins exister.

Dans le courant de ce chapitre, nous aurons à revenir sur cette particularité, quand nous arriverons à l'étude de notre traitement spécial à opposer à cette affection. Cette remarque se manifestera avec plus de clarté à mesure que nous avancerons davantage dans cette étude ; nous trouverons ainsi l'occasion de justifier notre définition, en même temps que nous ferons connaître les caractères propres à cette maladie.

La dysenterie débute assez souvent sans prodromes, d'autres fois elle s'annonce par de la fatigue, des douleurs vagues dans tous les membres, de l'insomnie, de l'agitation, de la faiblesse et un trouble notable dans les fonctions digestives. Ces signes prodromiques ou avant-coureurs s'accompagnent d'un sentiment de faiblesse très prononcé dans le dos (1), et en même temps, comme nous avons eu souvent l'occasion de le remarquer

(1) Zimmermann, Traité de la dysenterie, publié à Lauzanne, 1794.

nous-même, le malade éprouve d'assez vives douleurs qui ont leur siége au niveau des reins.

Si la maladie, au lieu de suivre cette marche que nous venons de tracer, est brusque dans son début, les douleurs abdominales plus vives dans le trajet du colon, bien que cependant elles aient leur point de départ dans l'S iliaque, sont généralement précédées d'un frisson assez intense. Ces douleurs que la pression augmente sont quelquefois mobiles et plus ou moins générales, se dirigent toujours en se concentrant vers la fosse iliaque gauche et le rectum. Au moment dans lequel arrivent les efforts de la défécation, elles semblent s'irradier plus particulièrement dans tout l'abdomen. Alors tous les malades éprouvent indistinctement une vive cuisson à l'anus et un sentiment de pesanteur vers le périnée; ils ont la sensation d'un corps étranger dans la portion inférieure du rectum, et les efforts pénibles, douloureux et souvent infructueux auxquels ils se livrent pour évacuer les matières stercorales qu'ils croient contenues dans cette dernière partie des gros intestins, constituent les *épreintes* ou le *ténesme*.

Cependant, les malades ne tardent pas à évacuer quinze ou vingt selles par jour, entièrement formées d'un mucus blanchâtre et mêlées généralement de stries sanguinolentes : elles sont toujours peu considérables. Dans d'autres circonstances, le sang est intimément uni aux déjections alvines, à tel point, que les selles paraîtraient à un œil peu observateur exclusivement formées par ce liquide.

Dans la vessie, il se passe des phénomènes à peu près analogues. Le canal urinaire est souvent le siége d'une chaleur brûlante qui donne lieu à un besoin continuel (1). Les urines sont rouges et laissent déposer un sédiment briqueté, souvent très abondant. Les malades éprouvent au méat urinaire un sentiment de cuisson, quelquefois très incommode. Il est impossible, ce me semble, de ne pas trouver dans ce dernier groupe de symptômes une corrélation évidente avec les douleurs de reins, dont certains malades se plaignent et dont nous avons précédemment parlé. Il nous est arrivé encore, dans certaines circonstances, de trouver chez certains sujets une envie fréquente d'uriner; mais tout se bornait à cette espèce de ténesme vésical. Chez quelques-uns d'entr'eux, nous avons, non sans difficulté, toutefois, inutilement pratiqué le cathétérisme ; la vessie ne contenait que peu ou point d'urine. Nous avons vu quelques malades rendre après beaucoup de peine des mucosités blanchâtres, exhalées dans la vessie ou dans l'urèthre; chez la femme, il n'est pas rare de trouver un peu de leucorrhée : l'ensemble

(1) Zimmermann, *vide suprà*.

de ces phénomènes constitue le *ténesme vésical* (1).

Les évacuations alvines sont solides et peu nombreuses au début de la maladie, puis elles deviennent fréquentes et liquides ; plusieurs jours avant l'apparition des symptômes dysentériques, on peut constater une constipation qui, dans certains cas, est même assez opiniâtre.

Toute l'économie semble participer à ces désordres ; en effet, le teint s'altère, la face devient pâle et amaigrie, elle exprime la souffrance, et les forces sont abattues. Les traits se crispent, l'agitation devient plus grande pendant le ténesme, soit que les excrétions aient lieu, soit que les épreintes sollicitent les malades. La bouche est amère et l'appétit diminué ou déréglé ; la langue, large dans le principe, blanche et humide, ne tarde pas à se montrer sèche, rouge sur ses bords et effilée ; la soif est vive.

Au milieu de ces désordres, le pouls reste calme ou participe à l'état général du sujet ; il est d'abord déprimé et à peine sensible pendant la plus grande violence des douleurs, mais il se relève ensuite, offre de la dureté et de l'accélération. Il semble que pendant les douleurs abdominales que ressentent les malades ou pendant les contractions spasmodiques des sphincters, le pouls perd les

(1) Compendium, Monneret et Fleury, Fournier et Valdy (Dict. des sciences médicales, article *Dysenterie*.

caractères inflammatoires généralement propres à la maladie, et qu'il varie suivant que l'élément nerveux prédomine dans tel moment et l'élément inflammatoire dans tel autre. Alors la peau tend à devenir sèche et brûlante; sous cette forme, la maladie n'est généralement pas grave, et tous ces symptômes n'offrent pas d'habitude un ensemble de caractères sérieux.

Telle est la description symptomatique de la dysenterie simple ou ordinaire; il est facile de voir que nous n'avons pas voulu parler de la dysenterie épidémique, que M. Roche a décrite et étudiée sous le nom de *dysenterie phlegmoneuse* (1).

Dans cette forme, en effet, le début est généralement brusque, et les malades sont éveillés en sursaut; ils éprouvent des douleurs vives à la partie inférieure du gros intestin; les selles prennent immédiatement l'apparence dysentérique, en même temps, les malades éprouvent des horripilations, de très vives douleurs et des borborygmes; cette forme de dysenterie est déjà plus grave dès son début, que ne l'est celle que nous venons de décrire avec tout son appareil symptomatique. Aux signes que nous avons précédemment fait connaître, on peut ajouter comme étant les plus graves, disent MM. Chomel et Blache, « une altération de la face qui devient cadavéreuse, le

(1) Dict. de méd. et de chir prat., art. *Colite.*

hoquet, le gonflement du ventre, la cessation des douleurs, le refroidissement des extrémités, la petitesse du pouls qui devient irrégulier et presque insensible ; si la mort tarde, les selles acquièrent une fétidité insupportable, la faiblesse et la maigreur augmentent de jour en jour, les membres s'infiltrent, la chaleur est au-dessous du degré ordinaire, les malades se tiennent continuellement sur un des côtés, les cuisses fléchies sur le bassin et les jambes sur les cuisses, les bras rapprochés du tronc et la tête enfoncée sous le drap de lit; quelques-uns désirent vivement prendre des aliments qui sont rendus, sans subir d'altération, par le conduit digestif et sont reconnaissables dans les selles. Presque toujours le ténesme cesse un certain temps avant la mort (1). »

Cet état alarmant si bien décrit par ces deux habiles observateurs, l'avait été déjà en partie par le savant Desgenettes, médecin de l'armée d'Egypte (2).

Le nombre des selles peut varier beaucoup d'après le professeur Chomel et le docteur Blache; on les a vues dans l'intervalle de vingt-quatre heures atteindre le chiffre énorme de deux cents, et les matières, qui sont le plus souvent séreuses et rougeâtres, deviennent quelquefois brunes,

(1) Dict. de méd., 2ᵐᵉ édit., t. x, p. 559.
(2) Hist. méd. de l'armée d'Orient.

noires, puriformes et fétides (1). Alors l'on remarque des pétéchies plus ou moins brunes sur
l'abdomen qui est généralement distendu par les
gaz.

Dans toutes les formes de la dysenterie, il est
facile de reconnaître dans les selles des lambeaux
plus ou moins grands de la muqueuse intestinale (2). Cette membrane, que de tous les anato-
mistes Ruysch nomma le premier *épithélie* (3), a
dans tous les cas une tendance extraordinaire à
se mortifier.

Nous n'avons pas cru qu'il fût sans utilité de
donner la description de la dysenterie à forme
légère et à forme grave, avant d'en venir à
parler succinctement de l'étiologie de la dysenterie
chronique.

Pour faire cette dernière étude, nous devons
plus expressément nous occuper des causes. Nous
aurons bien de fois encore, et malgré l'étude spéciale que nous allons en faire, à revenir sur cette
partie de l'histoire des flux de ventre ; ce que nous
avons dit précédemment de la chronicité en général, répond parfaitement, nous le pensons du
moins, aux idées générales que nous avons à développer sur cette partie.

(1) *Loco citato.*
(2) Morgagny, lettre 31ᵉ, p. 196 et suivantes, traduction.
(3) Ruysch, thèse anat., 7, Nᵒ 40.

D'après M. Fournier, la dysenterie épidémique précède généralement la dysenterie chronique chez les convalescents , que l'on n'a pu soustraire aux influences délétères des milieux dans lesquels l'affection s'est manifestée d'emblée chez les sujets débiles. Broussais (1) et d'autres médecins ont fait cette remarque. C'est pour cela que le Père de la médecine (2) et le célèbre médecin anglais, Sydenham (3), ont écrit que la dysenterie pouvait être avec ou sans fièvre , mais que , dans tous les cas, elle demandait le même traitement ; c'est-à-dire l'usage des moyens antiphlogistiques.

ÉTIOLOGIE.

La dysenterie est plus commune dans les pays chauds et humides que dans les contrées froides ; et quand elle règne épidémiquement , elle peut se communiquer des malades aux personnes saines ; mais cette transmission n'a jamais lieu dans les appartements spacieux et bien aérés. Les émanations qui se font par les selles peuvent faire éclore cette maladie.

La dysenterie se manifeste de préférence dans

---

(1) Hist. des phlegmasies chroniques , t. III, p. 58.
(2) Hippocrate, Épidémie, liv. III, sect. III.
(3) Épidémie de Londres, obs. méd. circà morb. acut. 1667.

les lieux où règne une chaleur humide; de là vient sans doute son aptitude à se compliquer de fièvre maligne. Sans distinction d'âge ou de sexe, elle attaque également tout le monde.

L'usage d'aliments ou de boissons de mauvaise qualité, de fruits acerbes et non mûrs, de farines avariées et de substances animales en décomposition ont souvent déterminé des dysenteries fort graves et même quelquefois épidémiques. Contrairement à l'avis de plusieurs médecins, Zimmermann, Desgenettes, Cullen, Pinel, etc., etc., pensent que la dysenterie n'est pas essentiellement contagieuse, mais peut le devenir dans certaines conditions.

Quoi qu'il en soit de ces diverses manières de penser, nous devons dire qu'à bord des vaisseaux de guerre et dans les camps, partout, en un mot, où il y a accumulation d'hommes, vivant dans de fâcheuses conditions hygiéniques, cette maladie est généralement épidémique et meurtrière; comme aussi il est à remarquer que dans les pays chauds et humides, comme les Antilles, et dans les grands centres de population, les étrangers doivent lui payer leur tribut dans les premiers jours de leur arrivée.

En dehors de ces circonstances ou plutôt malgré leur concours, nous devons dire que le fond de cette maladie ne change pas, quelque forme qu'elle revête, que les complications écartées, le traitement reste le même dans tous les pays et sous toutes les zônes.

Tel est dans son résumé l'exposé des principales causes qui par leur manifestation, et surtout leur action sur l'économie humaine, peuvent provoquer chez ceux sur lesquels elles exercent leur influence, l'apparition de flux de ventre de quelque nature qu'ils soient ou quelque forme qu'ils affectent.

Nous ne parlerons pas plus tard des causes de la diarrhée, puisqu'elles ne diffèrent pas essentiellement de celles de la dysenterie.

Si les observations que nous allons publier paraissaient entrer dans de trop longs détails, que l'on se rappelle que ce sont là les éléments de la première application de l'ergotine à la cure de la dysenterie et de la diarrhée chroniques, et que pour ce motif il importait avant tout de bien asseoir le diagnostic, en rapportant avec fidélité les symptômes que présentaient les sujets de ces diverses observations ; car, dirons-nous avec Buffon, *les faits sont dans les sciences ce que l'expérience est dans la vie civile.*

PREMIÈRE OBSERVATION.

Mme L...., d'une bonne constitution, d'un tempérament bilieux et sanguin, fut traitée pour une dysenterie dans les premiers mois de l'année

1850. Tout d'abord le traitement fut nul et le médecin appelé à lui prodiguer ses soins se tint continuellement sur la réserve la plus grande, et prescrivit gravement, dès le premier jour, l'eau de gomme, le repos et la patience. Grâce à cette active médication, la dysenterie dont était atteinte Mme L.... alla progressant pendant quelque temps, puis diminua et finit par rester à peu près stationnaire.

Vers le mois de juillet de la même année, une des filles de cette malade fut prise, sans cause appréciable, de malaise, de douleurs de ventre, de fièvre, etc., etc., symptômes précurseurs d'une dysenterie qui ne tarda point à éclater. Pour ce dernier cas, on eut recours aux lumières d'un autre confrère, et la fille, plus heureuse que la mère, n'eut qu'à se louer bientôt du traitement auquel elle venait d'être soumise. Mme L .. fut elle-même confiée aux soins de ce médecin, mais à peu près sans résultat.

Le traitement rationnel qu'employa notre confrère vint se briser contre cette maladie, déjà vieille d'un an. Il fut matériellement impossible de calmer l'intensité de cette dysenterie, les selles étaient toujours fréquentes et sanguinolentes ; nulle modification ne se manifesta donc pendant le laps de temps assez long que cette malade resta confiée aux lumières et à l'habileté de notre confrère ; elle crut alors, en désespoir de cause, devoir réclamer mes soins et essayer d'obtenir quelques soulagements, car elle ne croyait plus même à la possibilité d'une guérison.

Dans le courant du mois de juillet 1851, Mme L..... nous manifesta ses appréhensions et ses craintes : voici dans quel état elle se trouvait alors et les symptômes qu'elle nous présenta. Les douleurs abdominales se faisaient sentir moins vives toutefois qu'à l'état aigu; la pression sur le ventre ne les réveillait point; la malade accusait vers le périnée un sentiment de pesanteur qu'elle ne pouvait exprimer ou faire comprendre ; chaque fois qu'elle éprouvait le besoin d'expulser les matières intestinales qui se réunissaient dans la dernière partie du rectum, elle ressentait un sentiment de cuisson et de brûlure intolérables. Les selles étaient presque exclusivement formées par des mucosités épaisses, blanchâtres, sanguinolentes, floconneuses et mêlées à des matières stercorales quelquefois solides et d'autres fois liquides, mais elles étaient toujours accompagnées de ténesme. Ces épreintes étaient entretenues sans doute par la présence de quelque ulcération située à la partie inférieure du gros intestin ; la langue était recouverte d'un enduit blanchâtre et jaune vers son extrémité postérieure ; la bouche était amère et constamment pâteuse, l'appétit nul ou déréglé. Cette malade accusait de la faiblesse et de la pesanteur vers la partie inférieure de la colonne vertébrale ;

le sommeil était léger et fréquemment interrompu, les matières excrétées avaient assez souvent un aspect purulent; elles étaient fétides et le nombre des selles s'élevait quelquefois jusqu'au chiffre énorme de cinquante dans les vingt-quatre heures.

En rapprochant plusieurs des symptômes que je viens d'énumérer et me rappelant en même temps que la dysenterie chronique dont était atteinte Mme L.... était frappée au coin du caractère bilieux qu'avait revêtu la constitution médicale de l'année 1850, je ne tardai pas, après avoir employé toutefois quelques purgatifs salins, à me décider pour un traitement astringent à la fois et tonique.

Le 12 juillet 1851, je prescrivis donc un verre d'eau de Sedlitz chaque matin pendant trois jours, une alimentation modérée mais toutefois substantielle et tonique.

Le 15 du même mois, je revis la malade, et voici dans quel état je la trouvai : la bouche était moins amère et moins pâteuse ; les selles avaient été plus abondantes, mais peut-être moins fréquentes, elles avaient toujours conservé les mêmes caractères physiques ; l'appétit n'avait point subi de modifications importantes et le ventre avait été plus douloureux ; les autres symptômes caractéristiques de la maladie n'offraient à noter aucune particularité. En conséquence, et pour obéir aux indications qui nous paraissaient ressortir de l'état

de cette malade, nous prescrivimes un quart
lavement avec 25 centigrammes de nitrate d'argent
cristallisé *(bis)*, la décoction blanche de Sydenham,
l'eau de gomme et de riz, potage et vins généreux;
nul changement ne fut introduit dans les près-
criptions précédentes et les symptômes restèrent
les mêmes jusqu'au 20 du même mois; le sommeil seul avait éprouvé quelque amélioration, il
était devenu plus calme et moins léger. (Un quart
lavement *ut suprà,* addit. de 0,30 tannin *(bis)*,
trois pastilles de lactate de fer de Gélys et Conté;
purée aux lentilles; continuez les autres prescriptions.)

Ce traitement tonique et astringent fut continué
mais sans résultat jusqu'au 30 du même mois.
Le traitement fait jusqu'à ce jour par notre confrère d'abord, et plus tard par nous, et dans
lequel nous avions certainement développé toutes
les ressources que la thérapeutique et la matière
médicale pouvaient nous fournir ayant échoué, je
me décidai à dire à la malade que probablement
je ne serais pas plus heureux par la suite que le
médecin qui l'avait traitée avant moi ne l'avait
été, et que je ne l'avais été moi-même jusqu'à ce
jour. La pensée suivante qui appartient à Arétée,
me parut retomber de tout son poids sur le médecin qui, dans le début de la maladie, avait si
négligemment donné ses soins à Mme L.... « Dans
»les maladies chroniques, dit Arétée, il est dan-

»gereux de différer la cure, car le retard en fait
»autant de maux incurables. » J'abandonnai donc
aux soins de la nature les jours de Mme L....

Le 22 août 1851, je fus rappelé près de cette
malade, que je trouvai à peu près dans le même
état. Les forces n'avaient pas sensiblement diminué, l'appétit était toujours nul ou déréglé; il
n'y a point eu et il n'y avait pas encore d'engorgement aux extrémités inférieures. Je pris alors
la résolution d'essayer un traitement ayant pour
base l'ergotine ou extrait hémostatique de M. Bonjean.

« *Le plus grand point,* dirons-nous avec Hippo-
»crate, *c'est de saisir à propos toutes les circon-*
»*stances des maladies et des médicaments.* »

Ainsi donc le traitement que j'ai suivi dans cette
circonstance était basé sur ce principe. Je ne
devais songer qu'à réveiller l'énergie vitale de
l'intestin, et en même temps à tonifier l'organisme
tout entier. C'est pour cela, comme je viens
d'ailleurs de le dire, que je me suis directement
adressé à l'ergotine d'une part, au régime et aux
préparations ferrugineuses de l'autre. Je prescrivis donc deux lavements comme suit :

Ergotine. . . . . .   1 gramme.
Eau de son. . . . . ÷ 1,000   —

(Un quart lavement *(bis),* décoction blanche,
trois pastilles au lactate de Gélys et Conté, cachou

uni aux sirops de coing et de ratanhia, régime fortement animalisé.)

Sans amélioration marquée, cette médication fut continuée jusqu'à la fin du même mois; mais dans les premiers jours de septembre, un mieux sensible se manifesta, et le 20 du même mois la guérison était complète. Je suspendais régulièrement l'emploi de l'ergotine tous les quatre ou cinq jours; l'ergotine était donc administrée chaque fois à la dose de 25 centigrammes environ. Si je l'ai employée dans ce cas à si faible dose, c'est que je craignais de réveiller trop énergiquement l'activité vitale de l'intestin, d'imprimer ainsi à la maladie une nouvelle période de croissance, à laquelle n'eût probablement pas résisté la constitution faible et délabrée de Mme L.....

DEUXIÈME OBSERVATION.

P...., d'un tempérament sanguin, d'une forte constitution, âgé de 20 ans, fut atteint dans les premiers jours de septembre 1851 d'une forte dysenterie inflammatoire. Une émission sanguine générale, deux fortes applications de sangsues que nous fîmes mordre à la marge de l'anus, les lavements rafraîchissants et légèrement narcotiques, et les fomentations à l'eau de mauve sur l'abdomen, parvinrent assez facilèment à calmer la phlogose de la partie inférieure du rectum.

Le 18 septembre, P..... ressentit de faibles douleurs dans l'abdomen, en même temps il éprouva un peu d'appétit : quelques aliments légers lui furent permis. Le malade avait six et même huit selles par jour ; elles étaient rendues avec ténesme.

Le 24, le malade me dit ne pas avoir d'appétit, les selles avaient depuis deux jours complétement changé d'aspect ; elles étaient blanchâtres, floconneuses, purulentes. Les remèdes émollients et narcotiques furent remplacés par les astringents. Bien qu'une légère amélioration se fût manifestée, je résolus, le 2 octobre, d'employer l'ergotine, et je prescrivis donc :

Ergotine. . . . . . 1 gramme.
Simarouba. 12
Quassia.. 2
Eau de son. 1,000

(Un quart lavement *(bis)*, purée aux lentilles, crême de riz.)

En même temps, je prescrivis la potion suivante :

Ergotine. . . . . 1 gr. 50
Emulsion sucrée. 100
Sirop de fleurs d'orangers. . 15

(Une cuillerée à bouche toutes les trois heures) (1).

(1) En 1854, nous publiâmes ces premières observations, et nous oubliâmes alors de signaler à nos lecteurs *la potion à l'ergotine*, que nous venons de transcrire et que nous avons retrouvée en revoyant nos notes.

Le 10 du mois d'octobre, le traitement fut sus-
pendu et le malade complètement rétabli. J'avoue
franchement que dans ce cas les astringents seuls
auraient suffi pour rétablir promptement ce malade;
mais le désir d'essayer de nouveau l'ergotine l'a
emporté dans mon esprit sur tout autre considération. Je me suis ainsi entièrement convaincu que
ce n'est pas à un concours de circonstances favorables que je dois l'heureux résultat consigné dans
ma première observation, mais bien à l'action
thérapeutique de l'extrait hémostatique, comme
d'ailleurs je le montrerais mieux par la suite.

TROISIÈME OBSERVATION.

M. L....., homme de lettres, fut atteint, le 28
septembre 1853, d'une pneumonie légère qui céda
dans l'espace de sept à huit jours à l'emploi de
deux émissions sanguines générales, ayant produit
chacune environ 150 grammes de sang, et à l'administration de l'ipécacuanha en tisane. La fluxion
de poitrine commençait à peine à disparaître, que
les phénomènes, dans le détail desquels j'entrerai
plus tard, se montrèrent du côté du ventre, et la
dysenterie se manifesta. Je pensai donc que je
n'avais à m'occuper que d'une simple métastase
qui, grâce au génie épidémique de cette constitution médicale, se termina par une dysenterie
longue et semée d'écueils. Quoi qu'il en soit, le

3 octobre 1853, M. L..... se plaignit de violentes douleurs de ventre ; « il sentait, me disait-il, comme des fusées qui parcouraient l'intestin en tous sens; » il accusa des frissons vagues ; le pouls , quoique fort, n'était ni dur, ni tendu ; la peau était légèrement sèche et la langue recouverte d'un enduit blanchâtre. Du côté de la poitrine , presque à la base du poumon droit , je constatai une sonorité plus grande, le bruit vésiculaire commençait à se faire entendre, les crachats n'avaient pour ainsi dire plus la couleur pneumonique , l'abdomen était légèrement sensible à la pression , selle naturelle dans la matinée, urines rouges et légèrement sédimenteuses. (Cataplasme sur le ventre , un quart de lavement avec eau de mauve et tête de pavots, eau de gomme, continuation de l'ipécacuanha.) Si, dans ce moment, je ne supprimai pas l'administration de ce dernier médicament, c'est que je pensai que la poitrine, qui allait beaucoup mieux depuis deux jours , ne tarderait pas à voir sa fluxion disparaître complètement par la crise qui semblait menacer du côté de l'intestin.

Le 4 octobre, la poitrine était entièrement libre, les douleurs abdominales très vives, et la diarrhée s'était déclarée la nuit : trois selles glaireuses et sanguinolentes eurent lieu. (Cataplasme , demilavement avec eau de son et addition de huit gouttes laudanum de Sydenham *(bis)*, six sangsues à la marge de l'anus, supp. de l'ipéca.)

Le 5 octobre, le malade me dit avoir eu six selles depuis ma dernière visite : l'état général était à peu près le même. (Lavement *ut suprà* et addition de 1 gram. 50 centig. de tannin, décoction blanche de Sydenham, eau de gomme.)

Le 6, trente-six selles depuis ma dernière visite, ténesme fréquent, du sang pur est rendu à la dernière selle (12 gr.) ; la figure est devenue plus anxieuse et le malade a maigri, le pouls est régulier et moins fort. (Mêmes prescriptions.)

7 et 8, même état, mêmes prescriptions.

9, point d'aggravation : le malade me dit seulement se trouver moins fort que les jours précédents. (Demi-lavement avec 0,75 nitrate d'argent cristallisé *(bis)*, cachou.)

11, 12, 13, 19, les selles vont toujours diminuant, mais elles sont malgré cela sanguinolentes. Leur nombre varie entre deux et six, malgré la prescription de quelques aliments dont la digestion a été assez facile.

20, un ténesme vif se fit sentir ; douleur de ventre presque nulle ; selles fréquentes, peu abondantes, mais toujours sanguinolentes. (Prescriptions *ut suprà* ; pour aliments, purée aux lentilles et crême de riz, vu le bon état de la poitrine.)

23, le malade devient plus faible et plus inquiet ; il se croit au-dessus des ressources de l'art. La dysenterie a pris les caractères de la chronicité, presque plus de ténesme. Je recommandai

de faire dissoudre dans un litre d'eau de son 0,50 c.
d'ergotine, que je fis administrer en deux lavements, un dans la matinée et l'autre le soir. (Comme
plus haut pour le reste.)

Le soir, je revis le malade et je ne constatai
nulle modification dans son état.

24, même état, même prescription. En même
temps, je fis donner dans la journée deux tasses à
café de la tisane suivante :

Ergotine. . . . . . 1 gr.
Simarouba. 25
Quassia. . . . . . 2 .
Eau. 1,000

(Faites bouillir ces trois dernières substances
jusqu'à réduction à 600 gram., édulcorez avec
le sirop de coing et ajoutez l'ergotine; rien de
changé quant aux autres prescriptions.)

25, point de modification, mêmes prescriptions.

26, un mieux très marqué s'est manifesté; la
veille, le malade a eu deux selles sans douleur.
(Continuer le lavement, supprimer la tisane.)

27, le mieux se maintient, mêmes prescriptions.

28, quelques nausées fatiguent le malade;
elles sont promptement calmées par quelques
cuillerées de la potion carminative de De Haën,
dont j'eus soin toutefois de réduire l'eau de
cannelle des trois quarts. (Aliments légers, lavem.
ut suprà.)

29, plus de selles. (Quart lavement *ut suprà;* continuez.)

30, 31, la guérison ne s'est pas démentie.

Tout d'abord je craignis que l'ipécacuanha, si utile dans le début de la fluxion de poitrine, au dire de Segond et de Mondière, n'eût trop énergiquement agi sur l'intestin, et après avoir guéri mon malade de la pneumonie dont il était atteint, j'eus à redouter, à cause de ce flux de ventre, une terminaison funeste. Hippocrate a fait pressentir ces dangers quand il a dit : *A pleuritide, aut à peripneumoniâ detento, alvi profluvium superveniens, malum* (1).

QUATRIÈME OBSERVATION.

B*****, âgé de 12 ans, fut le 10 octobre 1853 atteint d'une dysenterie à forme catarrhale bilieuse; les selles étaient, dès le début, simplement muqueuses et jaunâtres. Cet état, accompagné, du reste, de tous les symptômes propres à l'invasion de la dysenterie, dura jusqu'au 14 du même mois. A cette époque, j'administrai, suivant les conseils de Segond et de Brocklesby, l'ipécacuanha uni à l'opium sous forme de pilules. Lè 15, le malade

---

(1) Voici l'aphorisme tel que l'a écrit Hippocrate (sect. vi, aph. 16) :

Ὑπὸ πλευρίτιδος, ἢ ὑπό περιπλευμονίης ἐχομένω διάρροια ἐπιγενομένη, κακὸν.

fut très fortement purgé, et un mieux très sensible se manifesta à la suite de cette purgation. Cette amélioration ne s'est point démentie jusqu'au 20 du même mois.

Rappelé le 20 près de ce malade, j'appris que, dans la nuit précédente, des frissons vagues s'étaient manifestés, qu'il y avait eu de l'insomnie, de l'agitation. Des douleurs croissantes et toujours vives s'irradiaient dans tout l'abdomen ; des selles d'un mucus blanchâtre, mêlées à des stries sanguinolentes, se déclarèrent dans la soirée et la nuit du 19. La fièvre fut assez forte, et le 20 au matin le pouls était fréquent, les pommettes rouges, les forces abattues, la langue sèche sur les bords et recouverte d'une forte couche d'un enduit muqueux, jaunâtre et à peine humide ; quelques nausées et même quelques vomissements s'étaient manifestés pendant la nuit. Le malade avait eu dix selles sanguinolentes dans la journée; la poitrine était complètement libre. (Crème de riz *(bis)*, un quart de lavement opiacé et amylacé, sirop de coings et de ratanhia, trois cuillerées à café de la potion de De Haën, ainsi modifiée :

Laudanum Sydenham. . . . 4 gouttes.

Eau de cannelle. . . . . . . 8 grammes.

Emulsion sucrée. 90

Trochisque de cachou pulvérisé
et incorporé à la potion. . 0,75

(Tisane de gomme sucrée.)

Le 21, B***** se trouvait sans amélioration.
Parfois, me disait sa mère, l'enfant essayait de
sourire, pour immédiatement après retomber dans
le même état. (Mêmes prescriptions.) Le soir du
même jour, le malade se trouvait dans le même
état, mais il n'y eut plus de nausées. (Susp. pot.
de De Haën.)

22, B***** a maigri; son état est à peu près le
même; la toux s'est déclarée la nuit. (Un quart
lavement avec nitrate argent cristallisé 0,20 *(bis)*;
susp. crème de riz, bouillon; fomentations émol-
lientes sur l'abdomen.)

23, le pouls est vif, précipité, moins résistant
que la veille; les selles ont notablement diminué,
la fièvre est presque nulle, le visage est pâle et
les lèvres rosées. La langue devenue large, est
recouverte dans toute son étendue d'une couche
simplement muqueuse. Pour si peu qu'on remue
le malade, des lypothymies se manifestent; la
température du corps est à peine plus élevée
qu'elle ne l'est à l'état normal. Cinq selles seulement
muqueuses ont eu lieu depuis ma dernière visite:
à peine, me dit la garde-malade, si l'on a pu
remarquer quelques traces de sang dans la première selle. La poitrine n'offre pas de modification.
(Continuez; deux bouillons.)

24, l'enfant est plus éveillé, son œil est vif,
la parole meilleure; la peau a recouvré sa sou-
plesse, et une douce chaleur a succédé à la fièvre;

le ventre n'est plus tendu ni douloureux , le pouls
a presque son rhythme normal. (Continuez.)

25 , délire tranquille , trois selles muqueuses ;
le ténesme a complètement cessé, le pouls a le
même rhythme qu'hier, et la peau se trouve dans
le même état. Cette amélioration se continua jusqu'au 5 novembre ; à la suite d'un écart de
régime , les phénomènes morbides qui avaient à
grand'peine disparu, recommencèrent alors avec
une intensité nouvelle, et le tableau des symptômes qui caractérisent les dysenteries graves ,
et que Zimmermann a si bien tracé dans son traité
de la dysenterie, publié à Lausanne , se présenta
à mes yeux. Voici donc dans quel état je trouvai
ce malade le 6 novembre 1853 : face légèrement
crispée , rougeur des pommettes ; la langue peu
humide et recouverte d'un enduit blanchâtre ; les
urines rouges laissaient déposer un sédiment légèrement bilieux ; le ventre était peu douloureux ; les
selles fréquentes , mais nullement sanguinolentes.

Cette dysenterie , à peine interrompue par une
convalescence de quelques jours, me montra que
j'avais à traiter, pour n'employer ici que le langage de Zimmermann , une dysenterie de long
cours. « Il est extrêmement difficile, dit cet au-
» teur, de guérir une maladie dysentérique qui a
» été conduite, par une méthode erronée , avec des
» médicaments carminatifs, échauffants, stypti-
» ques et narcotiques ; car, il y a de petites in-

»flammations dans les intestins ou une espèce
»d'affaissement paralytique de ces viscères avec
»peu de douleur (1). » Ce sont ces idées reçues
alors qui ont fait dire à Sydenham, écrivant sur le
choléra-morbus épidémique, que tant d'analogies
morbides, nous le dirons bientôt, rapprochent des
flux de ventre, la phrase suivante : *Ita ut æger,
inimico incluso, bello intestino indubie conficeretur.*
Je reviendrai bientôt sur ces diverses propositions
qui me paraissent erronées et dont la stricte observation ne produirait souvent que des regrets.

Quoi qu'il en soit, la fièvre avait presque complètement disparu; le soir de ce même jour, la
langue était devenue plus large et plus humide, les
selles étaient toujours aussi fréquentes; ténesme
nul *(ut suprà)*.— Le 7, même état. (Mêmes prescriptions). — Le 8, voyant que l'état de ce
malade n'empirait point, que la fièvre avait complètement disparu, et voyant que j'avais plutôt à
combattre l'atonie des intestins (affaissement paralytique de ces viscères) qu'une véritable dysenterie,
je me décidai à recourir à l'emploi de l'ergotine
(extrait hémostatique); je prescrivis donc des
lavements composés comme suit :

Ergotine. . . . .   0 75 centigr.
Eau de son. . . . . 1,000 gram.
Eau de gomme sucrée, etc.
· Demi-quart lav. *(bis) ut suprà.*

(1) Traité de la dysenterie, p. 364.

Grâce à cette médication déjà employée dans d'autres cas, je suis parvenu à rétablir promptement ce jeune malade. Au dire de Monro en Allemagne, de Cleyghorn dans l'île de Minorque, de Zimmermann, etc., cette forme de dysenterie est réellement l'une des plus graves. Dans ces cas, en effet, il existe presque toujours des ulcères, et dès-lors les toniques que l'on emploie pour guérir la maladie doivent être tout puissants contre les ulcères eux-mêmes, puisqu'ils sont dus, ce me semble, au défaut de tonicité de l'intestin ou de la muqueuse. Ces ulcères, que Cœlius-Aurélianus regarde comme constants, et que dans ces dernières années M. le docteur Thomas a honoré du titre de caractère anatomique essentiel de la dysenterie, et que Sydenham, Willis, Pringle, Stoll, etc., regardent comme très rares, nous ont paru dans une foule de circonstances faire partie des caractères obligés et inséparables de la dysenterie chronique. Dans ces cas, il nous répugnerait de recourir à la méthode qu'employait Baglivi, méthode qui consiste à jeter de la térébenthine sur des charbons ardents et à en recevoir la vapeur par l'anus (1).

Le traitement tonique et légèrement excitant que j'ai employé chez le sujet de cette observation, m'a paru, pendant les quelques jours qu'il a duré,

(1) *Praxis medica.*

suffire complètement à toutes les indications du
moment. Voilà pourquoi, différant entièrement
de l'opinion de Schobrenger, Brocklesby, Monro,
Laurich, etc., j'ai cru devoir de préférence recourir à cette classe d'agents thérapeutiques, après
avoir toujours employé les évacuants suivant l'in-
dication, dans les cas de dysenterie bilieuse, sans
cependant attendre pour ces premiers moyens
aussi longtemps que le demande Zimmermann,
quand il dit : « Ainsi, l'on peut dire en général
»qu'il ne faut jamais prescrire les astringents, à
»moins que l'on ne soit assuré que les matières
»morbifiques sont évacuées et qu'il ne reste que
»la faiblesse des intestins. » Dieu merci ! pour elle,
la médecine moderne a pris des allures plus fran-
ches et moins timorées ; et, contrairement aux
conseils de Laurich, elle emploie, et cela à sa
plus grande gloire, les toniques et les excitants
légers sans craindre de corroder l'intestin, et les
narcotiques sans redouter, comme le dit l'illustre
Zimmermann, de petites inflammations.

Que si Scarpa a guéri des ophthalmies qui
paraissaient franchement inflammatoires avec
l'opium ou ses succédanés, pourquoi, dans les
cas de dysenterie même aiguë, n'aurait-on pas
recours à l'emploi des narcotiques de toute espèce?
Car il n'y a jamais pour moi de vraie dysenterie
sans ténesme ; comme, du reste, il faut bien le
dire, le médecin italien ne guérissait par l'opium

que les ophthalmies dans lesquelles l'élément-
douleur avait la prépondérance. Ainsi donc, pour
me résumer sur cette question, les narcotiques,
à dose modérée toutefois, ont leurs indications
précises, j'oserai presque dire sûres, dans tous
les cas de dysenterie aiguë, quelle qu'en soit la
forme et quand les indications premières ont été
remplies.

Dans l'observation qui précède et que j'ai à
dessein rapportée dans tous ses détails, j'ai eu,
comme on a pu d'ailleurs s'en assurer, à me louer
beaucoup dès le principe de l'emploi de l'ipécacuanha. Il suffit, pour se convaincre de l'utilité
des évacuants dans les cas de dysenterie bilieuse,
de jeter un coup-d'œil sur les travaux de Doyner
et de Zimmermann, de Second et de Mondière,
etc.; cependant, il est une multitude de cas dans
lesquels l'emploi des purgatifs est funeste, et
leurs contr'indications ne sauraient échapper à
un esprit observateur et clairvoyant. Baglivi a rappelé cette règle générale dans la phrase suivante :
Purgantia namque cùm sint de genere remediorum
refermentántium, interdùm materiem in latibulis
quiescentem subdita quasi face ad actum provocant,
et ità febres vel exacerbant, vel duplicant, vel jam-
jam recedentes revocant. Il me semble donc que,
quelle que soit la forme que revête la dysenterie,
elle réclame toujours l'emploi modéré des narcotiques, sinon associés, du moins suivant de très

près l'emploi des moyens généraux. Mais en voilà assez sur cette question différente de tout point du sujet qui doit nous occuper ; la poursuivre , serait nous éloigner peut-être sans utilité de notre but : passons donc.

CINQUIÈME OBSERVATION.

La fille C***, âgée de 13 ans, d'une constitution forte, née de parents sains, d'un tempérament bilieux, fut, dans les premiers jours du mois d'octobre de la même année, atteinte de tous les symptômes précurseurs de la dysenterie : cette maladie éclata le 12 du même mois. Les douleurs de ventre étaient vives, la langue fortement saburrale et le ténesme très prononcé ; la malade accusait en même temps des démangeaisons à l'anus , démangeaisons entretenues par une foule de petits vers blancs (ascarides) ; le pouls était fort et puissant ; les ailes du nez , la sclérotique et le sillon nasal avaient une teinte bilieuse très prononcée ; la peau était sèche et brûlante ; l'enfant avait dans la journée rendu trois lombrics. — Lotions anales faites avec une forte infusion d'absinthe ; à prendre dans la journée et par cuillerées la potion suivante :

Rhubarbe pulvérisée. . . . . 1 gr. 40 c.
Décoction de chicorée. 24
Sirop de chicorée. . . . . . }
Sirop de fleurs de pêches.. } ãã 32
Calomel. . . . . » 20

Le 15 du même mois, je pus constater que
les selles qui s'étaient d'abord accrues sous l'influence de ce purgatif, diminuèrent promptement
et d'une manière remarquable après l'administration des narcotiques. Les symptômes caractérisant
la forme bilieuse s'étaient grandement amendés,
et tout tendait évidemment à une solution prompte
et favorable : ce mieux qui ne s'était pas démenti
depuis le 20 du même mois jusqu'au 8 novembre,
cessa tout-à-coup. A cette époque, en effet, un
écart de régime eut lieu, et l'ingestion de quelques
fruits acides (raisins, pommes, etc.), ramena
promptement la maladie dont nous venions à peine
de triompher : le 10 novembre au matin, je pus
en constater la marche. Je ne dois pas oublier de
dire qu'avant cette époque, cette fille n'avait
jamais eu moins de deux selles dans la journée,
mais qui tendaient toujours à prendre un caractère meilleur. La dernière circonstance qui a
amené cette récidive, vient naturellement en opposition avec la manière de voir d'Alexandre de
Tralles et celle d'une foule de médecins distingués,
qui ne se contentent pas seulement de dire que les
fruits ne provoquent pas, mais encore qu'ils pré-
viennent cette maladie. Mais il n'entre nullement
dans le plan de ce travail de discuter de la valeur
thérapeutique des fruits dans la dysenterie ; aussi,
vais-je me reporter immédiatement à l'histoire du
sujet de notre cinquième observation.

Le 10 novembre, je notai donc chez cette malade un facies marquant un haut degré de stupeur ; le pouls était fréquent, petit, filiforme ; les yeux étaient hagards, sans vivacité, comme aussi sans expression ; une forte teinte bilieuse était répandue sur tout le corps ; la langue était brune, sèche, et les lèvres brûlées ; l'introduction de l'air dans la poitrine ne se faisait plus que par la bouche ; toutefois, les mouvements d'inspiration et d'expiration étaient réguliers, et le bruit vésiculaire restait pur dans toute la cavité thoracique. La peau était sèche et recouverte de pétéchies brunes ; les selles, peu abondantes, étaient fréquentes et noirâtres ; strangurie. Cette jeune fille avait depuis trois jours rendu sept lombrics. Depuis quatre ou cinq jours aussi, me dit la mère, un froid assez vif se faisait sentir vers les onze heures de la nuit ; à cette première période, succédait une vive chaleur, suivie elle-même d'une sueur presque froide. Après chaque accès, un mieux manifeste se faisait remarquer pendant deux heures. (1 gram. ipéca en quatre paquets). Une heure après les vomissements, je fis donner 70 centigr. de sulfate de quinquina en potion ; à sept heures du soir, je prescrivis l'administration d'un demi-lavement contenant 8 gram. de quinquina rouge concassé. Le 11 novembre au matin, demi-lavement à l'ergotine *ut suprà,* eau de gomme. Le lendemain, je prescrivis encore 0,40 centigram.

de sulfate de quinine, et pendant trois jours que les lavements d'ergotine et de quinquina furent continués, la maladie parut tendre à une prompte guérison.

Le 15, je vis l'enfant dans la matinée; elle était assez bien. Dans la soirée, je fus rappelé près d'elle et voici, à mon grand étonnement, dans quel état je la trouvai: les selles étaient involontaires et noirâtres; le facies hippocratique était chez cette jeune malade fortement prononcé; il me fut impossible de constater, quelque part, sur elle, une pulsation artérielle; le corps était recouvert d'une sueur froide et visqueuse; la respiration était difficile et les bronches commençaient à s'embarrasser. Dans un pareil état, que tenter pour cette enfant?... Elle meurt trois heures après mon départ.

Le sujet de cette observation a succombé évidemment à une de ces dysenteries malignes que Vater et Sigesbeck ont si habilement décrites, et que Rahn a confusément fait connaître dans son travail sur la maladie qui nous occupe. Dès le début et en même temps que j'avais à lutter contre une dysenterie ordinaire, j'eus à combattre une affection vermineuse. Cette dernière circonstance, et surtout la terminaison funeste de ce cas de dysenterie, me firent ajouter quelque croyance à ces paroles du célèbre Zimmermann, que j'avais jusqu'à ce jour cru complètement erronées : « Les

»vers, que j'ai aussi observés chez des enfants et
»des adultes dans l'épidémie de 1766, rendent la
»dysenterie plus mauvaise, de même que la fièvre
»putride qui s'y joint; les malades ne tardent pas
»à en rendre, soit par les selles, soit en vomis-
»sant. Ils sont la plupart de l'espèce des lombrics;
»cependant, j'ai vu dans les selles une quantité
»prodigieuse d'ascarides (1). »

.F. Pringle, lui aussi, sans être aussi explicite
que l'auteur que je viens de rapporter, croit que
les vers ne sont point cause de la maladie, mais
qu'ils dénotent un fort mauvais état de l'intestin,
sont d'un bien triste augure pour l'avenir, et dé-
noncent en même temps une atonie très prononcée
du tube digestif (2). Quoi qu'il en soit de cette
forme de dysenterie et de cette complication vermineuse, je dois mentionner que le 10 novembre
j'avais porté un fâcheux pronostic. Les pétéchies
brunes ou noirâtres, les selles de mauvais caractère, la difficulté dans l'émission des urines, me
montrèrent que j'avais à la fois à m'occuper d'une
constitution viciée dans ses liquides, comme aussi
fortement altérée dans ses forces radicales; les
pétéchies, en effet, paraissent être le résultat
d'une grave atteinte portée à la vie des liquides.
Cette circonstance est des plus fâcheuses, car elle

(1) *Loc. cit.*, p. 263.
(2) Méd. milit.

13

met les jours du sujet en de graves dangers, s'ils ne sont promptement conjurés. La vie des liquides ne saurait être l'objet du moindre doute : elle est admise par toute l'école vitaliste.

Et pour que l'on soit entièrement éclairé sur ce point de doctrine admis par J. Hünter (1), nous ne pouvons résister au désir de transcrire les lignes suivantes de Barthez : « On sait, dit ce savant Professeur, que chez un sujet très affaibli, par exemple, non seulement la mollesse et le relâchement de toutes les parties indiquent que les solides participent à l'état des forces, mais encore que les fluides eux-mêmes, et le sang en particulier, dissous, aqueux et dans un état de putridité imminente, offrent une analogie remarquable avec l'état des solides et celui des forces. On observe tout le contraire chez un sujet jeune et vigoureux; et toutes les modifications des facultés vitales doivent également s'accompagner d'altérations correspondantes dans l'état des solides et des fluides (2). »

Depuis lors, de nombreux écrits dus à Hallé (3), au professeur d'Amador (4), au docteur Las-

(1) Vid. Broussais, Examen des doct. médic., t. ii, p. 356; 1821.

(2) Nouveaux élém. de la science de l'homme, t. i, chap. vii.

(3) Mém. sur la distinction des tempéraments; Société médic. d'émulation de Paris, 3me année, p. 342.

(4) De la vie du sang, brochure in-8º, Montpellier.

salvy (1), au professeur Bouisson (2), etc., sont venus déposer en faveur de cette opinion. Nous n'avons pas à nous occuper spécialement de cette question ; c'est pourquoi nous n'entrerons pas dans de plus longs détails.

Ainsi donc, l'on peut dire en général que le degré d'altération de la vie des liquides se révèle par l'aspect même des pétéchies, qui sont, pour ainsi dire, le cortège obligé de toutes les affections de mauvaise nature.

Cette observation, comme celles d'ailleurs qu'on peut lire dans les recueils périodiques, prouve, contrairement à l'assertion de Zimmermann, que les narcotiques sont loin de provoquer l'inflammation des intestins, puisque cette malade s'était parfaitement rétablie avant qu'elle n'eût commis l'imprudence qui a été si funeste dans ses conséquences. Mais est-ce là le point capital?.. Quelle part d'influence peut-on accorder à l'ergotine dans cette fâcheuse terminaison?... Son influence a été nulle ; car, si un agent thérapeutique devait être accusé dans son action, il serait juste de rendre le quinquina seul responsable.

Cependant, je dois ne pas oublier de faire remarquer que l'état malin qui, selon l'heureuse

(1) Des humeurs du corps vivant; thèse de concours de pathol. et de thérap. générales, 1850.

(2) V. ses travaux sur la bile, etc.

expression de Tissot , *frappe à l'improviste , comme un chien qui mort sans aboyer,* paraissait avoir cédé à l'anti-périodique par excellence , comme du reste l'état de l'intestin avait été, lui aussi, heureusement modifié par l'emploi de l'ergotine, quand un accès pernicieux se déclara de nouveau et mit la malade au-dessus des ressources de l'art.

Dans cette dernière période de la maladie , les selles furent de très mauvais caractère , et leur aspect me rappela ces paroles du Père de la médecine : *Méfiez-vous,* dit Hippocrate, *des selles brunes rendues avec tourment et aqueuses* (1).

SIXIÈME OBSERVATION.

M****, d'une forte constitution , d'un tempérament sanguin, âgé de 22 ans , fut, dans les derniers jours d'octobre 1853, atteint d'une dysenterie inflammatoire, qu'il conserva jusqu'au vingt du mois de novembre de la même année. A cette époque , la maladie ayant pris tous les caractères propres à la chronicité, je soumis M**** à l'usage de l'ergotine , sans autre moyen thérapeutique qu'une tisane de gomme même assez légère. Vers la fin du même mois , j'eus la grande satisfaction de voir un heureux résultat couronner ce traite-

(1) Hippocrate , Prédict. , N° 3.

ment : la guérison fut donc assez prompte et elle ne s'est pas démentie.

Cette observation, que je viens de rapporter en substance, montre toute la puissance de l'ergotine. Si dans les observations que j'ai précédemment fait connaître, l'on pouvait, en forçant la vérité, partager l'honneur de la cure entre les émollients, les astringents et les narcotiques d'une part, et l'ergotine de l'autre, on ne saurait, pour ce dernier cas, employer le même raisonnement et glorifier les premiers moyens au détriment du second.

Cependant, si l'on veut bien ne pas oublier qu'avant de recourir à l'usage de l'extrait hémostatique de Bonjean, j'ai dans toutes les circonstances demandé les secours de la thérapeutique émolliente, astringente et narcotique, que ces secours m'ont fait défaut dans la majeure partie des cas que j'ai cités, que les effets que j'en attendais ont été nuls, on sera dès-lors aussi intimément convaincu que je le suis moi-même, de la supériorité relative de l'ergotine. L'on voit ainsi que son action est double; cet agent s'adresse comme *astringent* à l'organe, en même temps qu'il imprime à la portion du système nerveux qui s'y distribue une activité nouvelle; en un mot, qu'il agit sur tous les organes qui sont sous la dépendance de la moelle épinière et sur ce centre nerveux lui-même.

SEPTIÈME OBSERVATION.

R***, d'une assez bonne constitution, n'ayant
jamais eu de maladie grave, âgé de 32 ans, fut
dans les premiers jours du mois de juillet 1853,
atteint d'une dysenterie qui céda facilement à
l'emploi de quelques narcotiques. Vers la fin du
mois d'août et sous l'influence de causes inconnues,
cette dysenterie éclata de noúveau. Mais, pour
cette fois, les narcotiques que R*** employa de
son chef furent sans résultats, et la maladie ne
tarda pas à prendre un caractère chronique; ce
ne fut que dans les derniers jours de septembre
qu'il vint réclamer mes soins. J'employai immédiatement des lavements à l'ergotine, formulés
comme plus haut : la dysenterie fut promptement
réprimée, et la guérison ne s'est pas démentie.

En rapprochant cette observation de la précédente, il est facile de voir que le principe excitant
de l'ergot de seigle a été, dans ces deux faits,
d'une puissance remarquable : il n'en a pas toujours été ainsi, comme d'ailleurs l'observation
suivante le démontre; dans ce cas, en effet,
l'ergotine échoua complètement, et les narcotiques
triomphèrent.

HUITIÈME OBSERVATION.

X***, d'une constitution assez ordinaire, me
consulta pour une dysenterie chronique à forme

bilieuse. Le 22 du mois d'août, après avoir prescrit un purgatif salin, j'ordonnai des lavements à
l'ergotine, dont je diminuai la dose ordinaire
d'un quart. Dans les premiers jours, le traitement
paraissait réussir à merveille, et nous n'avions,
le malade et moi, qu'à nous louer des heureux
résultats qui semblaient devoir sous peu de jours
ajouter un nouveau succès à ceux que j'avais précédemment obtenus; mais il en fut autrement, et
la maladie, qui avait résisté à l'ergotine, céda
très facilement à l'usage des narcotiques et des
astringents ordinaires. Je dois ne pas oublier de
mentionner que l'ergotine avait favorablement agi
sur le nombre et la qualité des selles, avant que
j'employâsse le second ordre de médicaments dont
je viens de parler.

De l'étude de ces huit observations naissent, ce
nous semble, les propositions suivantes :

1° Que l'ergotine qui possède une action excitante spéciale sur la moëlle épinière, agit comme
astringent sur le tube digestif.

2° Que ce médicament peut d'hors et déjà être
utilement employé dans la dysenterie chronique,
qui n'est souvent autre chose qu'une maladie par
atonie.

Nous en étions à ces conclusions de notre premier travail quand éclata la guerre d'Orient. Le
pharmacien de Chambéry dans un opuscule qu'il
publia alors, attira l'attention des médecins mili-

taires sur le travail que je venais de publier, et dans lequel je n'avais que pris date, me réservant de revenir en temps opportun sur ce point de la thérapeutique de l'ergot. Nous résumions de nouvelles observations que nous étions à la veille de publier, quand nous eûmes connaissance du travail de M. Massolaz. Ce savant confrère, sur nos indications, tenta l'usage de ce remède contre la diarrhée chronique et des camps ; des résultats heureux et concluants sont venus s'ajouter aux observations que nous avions fait connaître pour la cure radicale de la dysenterie chronique, par l'emploi de l'ergotine. Nous donnerons bientôt copie du travail du docteur Massolaz.

NEUVIÈME OBSERVATION.

Mme V***, d'une forte constitution, habituée au travail de la terre fut, le 12 juillet 1854, atteinte de dysenterie aiguë à forme inflammatoire. Cette maladie intestinale résista à la médication la plus énergique que nous pûmes lui opposer.

Le 24 août de la même année, les selles étaient réduites de douze à quinze dans les vingt-quatre heures, au chiffre de cinq à huit dans le même laps de temps ; elles avaient toutefois conservé leur caractère sanguinolent. Le pouls était devenu très faible, l'appétit, nul jusqu'à cette époque, commença à se faire sentir, et 'la malade prit quelques aliments qui, légers dès le début, devinrent graduellement plus riches en principes nutritifs : ils furent généralement bien supportés.

Ce ne fut que le 18 septembre que, en présence de l'inefficacité du traitement narcotico-astringent, de l'insuffisance du régime tonique, l'état de l'intestin n'éprouvant nulle modification, je crus devoir recourir à l'usage de l'ergotine. Voici dans quel état se trouvait alors la femme V*** que, d'ailleurs, je n'avais pas vue depuis vingt-et-un jours, et qui ne me faisait, de son côté, que rarement donner de ses nouvelles.

Le pouls n'avait pas subi de modification ; la peau était toujours sèche ; les selles étaient presque exclusivement formées par des mucosités épaisses, blanchâtres, sanguinolentes, floconneuses, mêlées à des matières stercorales, quelques fois solides et d'autres fois liquides ; — sentiment de pesanteur au périnée et à la partie inférieure de la colonne vertébrale ; — sommeil léger. Les selles variaient alors de six à huit dans les vingt-quatre heures. L'appétit était déréglé, et l'abdomen n'offrait à la pression nulle sensation douloureuse ou même pénible. Je prescrivis alors l'ergotine de Bonjean de la manière suivante :

Eau de tilleul. . 100 grammes
Ergotine. . . . . 2 —

En même temps que cette potion, que la malade devait prendre par cuillerées , je crus devoir continuer le régime, et supprimer l'administration des médicaments narcotico-astringents.

Le 21 septembre 1854, je revis la malade. Nulle modification ne s'était encore fait remarquer dans l'état de l'intestin ; les membres inférieurs seuls paraissaient , au dire de la malade , la soutenir plus facilement ; elle accusait en même temps de vives tranchées. Je portai successivement l'ergotine de Bonjean jusqu'à la dose de trois grammes, et, le 25 du même mois, la guérison était complète et les règles reparurent.

Cette observation , d'un saisissant intérêt , met hors de doute l'action supérieure de l'ergotine. Je me contenterai de rappeler que cet agent thérapeutique s'est montré excitant à la fois et astringent. L'ergot de seigle , en effet, ne peut avoir de droits aux bénéfices de la théorie inventée par l'Ecole Rasoriste qu'autant qu'il est altéré, et l'on reconnaît cette altération à la couleur même de l'infusion : celle-ci, écrit le docteur Ramsbotham , prend et conserve une *couleur de chair* qu'elle n'acquiert nullement, si l'ergot de seigle est altéré (1).

Que si l'infusion d'ergot n'a pas cette couleur caractéristique , le principe toxique qui contient

(1) *Vide suprà.*

cette substance, et qui seul est probablement inaltérable, jouant alors le rôle de stupéfiant, a fait
croire à la vertu hyposthénique de cette monstrueuse végétation, que l'on est convenu d'appeler
ergot des graminées et des cypéracées, et sur laquelle nous avons précédemment exprimé notre
sentiment. Toujours est-il qu'en rapprochant cette
observation de celle dans laquelle il s'agit de Mme
L****, on ne saurait refuser à l'ergotine la propriété
thérapeutique que nous réclamons en sa faveur.

Les violentes tranchées qu'accusait la malade
étaient loin de nous engager à suspendre l'emploi
de ce remède ; elles plaidaient, au contraire,
grandement en sa faveur : aussi n'avions-nous point
à hésiter à en augmenter la dose et à en continuer
l'usage. Si donc, j'ai poursuivi malgré les violentes
tranchées dont se plaignait cette malade, l'administration de l'ergotine, c'est que, dans ce fait,
j'ai trouvé des preuves irrécusables de l'utilité de
ce remède.

DIXIÈME OBSERVATION.

M. A. H***, âgé de 28 ans, d'une forte constitution, d'un tempérament bilioso-sanguin, né de
parents sains et robustes, fut, dans les premiers
jours de juillet 1854, atteint d'une dysenterie à
forme bilieuse.

Voici quels furent les symptômes que je notai

chez le sujet de cette observation , lors de ma première visite : la peau était sèche et brûlante ; les
douleurs de ventre étaient vives ; le ténesme très
prononcé ; le pouls très fortement développé et
précipité ; la bouche pâteuse , amère , et la langue
recouverte d'un enduit fort épais ; la sclérotique
et le sillon labio-nasal , ainsi que les ailes du nez
portaient une teinte légèrement bilieuse ; la respiration étoit profonde et précipitée ; la toux sèche
et fréquente ; les pommettes rouges et la soif
ardente ; délire ; prostration ; pétéchies rares ; pupilles larges et regard fixe ; torpeur intellectuelle ;
réponses difficiles aux diverses questions que je
lui adressai pour éveiller son attention ; selles fréquentes et blanchâtres , mais nullement sanguinolentes ; sueurs naturelles.

Dans cette circonstance, je dus m'occuper tout
d'abord de l'état malin ; je prescrivis donc : sulfate
de quinine 2 gr. dans 30 gr. infusion de café noir.

Ce malade se trouvant à proximité de la ville ,
et assez dangereusement atteint pour réclamer
impérieusement mes soins les plus actifs , fut de
nouveau visité le soir du même jour.

L'œil, quoique plus vif , conservait encore un
haut degré de stupeur , mais l'intelligence était
moins obtuse. La clarté et la précision des réponses
aux questions que je lui adressai me permirent de
compléter mes renseignements et de commenter
l'histoire de ce malade.

Depuis une quinzaine de jours, il avait, me dit-il, des frissons vagues, mais assez réguliers toutefois, après lesquels la chaleur se déclarait, et l'accès de fièvre se prolongeait ainsi plus ou moins dans la journée suivante. A peine, ajouta-t-il, si depuis deux jours une légère interruption se manifestait pour permettre aux frissons de se faire sentir. Il reste important à noter que les selles qui toujours s'accompagnaient de ténesme, n'avaient, quant à leur fréquence, rien perdu, ni rien acquis, et que, au dire du malade lui-même, leur existence remontait au moins à *trois semaines avant l'apparition des frissons*. Leur nombre avait toujours varié entre dix et quinze dans les vingt-quatre heures. (Sulfate de quinine 0,60 centig. — Trois tasses infusion de quinquina rouge par jour.— Eau de gomme et de tamarin.)

Les accès ne reparurent point, et malgré cela l'usage du quinquina fut continué pendant huit jours. Les selles et les matières stercorales n'offrirent aucune particularité digne de remarque, et le ténesme était encore aussi vif qu'il l'était avant la cessation des accès. Le pouls avait repris son calme ; l'appétit était toujours déréglé; les douleurs abdominales n'étaient plus si intenses ; l'enduit qui recouvrait la langue n'était point si épais et la bouche avait perdu de son amertume ; cependant, la dysenterie persistait toujours. En présence de cette amélioration générale, je crus prudent de laisser la nature agir seule. Après dix jours d'attente, nulle modification importante ne s'étant déclarée, je me décidai à recourir à l'emploi de l'ergotine. Il me parut utile d'en précéder l'administration par l'emploi d'un purgatif au sulfate de magnésie. Deux jours après, j'eus recours à l'ergotine de Bonjean en potion et en lavement, et dans les porportions que j'ai précédemment indiquées. Trois jours après l'emploi de ce remède, la cure fut complète.

Cette observation offre de l'intérêt à un double point de vue clinique. Si, en effet, on la rapproche de l'observation 5me, dont le jeune sujet fut si inopinément enlevé à la vie, on trouvera entre ces deux cas morbides des points de contact nombreux. Et d'abord, chez la fille C***, comme chez M. A. H***, nous avons eu à traiter une dysenterie maligne. Chez ce dernier sujet, les sueurs naturelles, les pétéchies plus rares, moins brunes ou moins noirâtres, nous donnèrent une entière confiance dans l'administration du sulfate de quinine. Nos prévisions se réalisèrent, et nous n'eûmes bientôt plus qu'à diriger notre thérapeutique contre la dysenterie dont était atteint ce malade.

Le lecteur a déjà remarqué sans doute que, dans ce dernier cas, les selles ne furent jamais sanguinolentes. Cette particularité nous a paru digne d'être notée, comme on le verra plus tard.

Nous avons précédemment dit (et nous le rappelons une dernière fois) que pour nous il n'y avait de dysenterie possible qu'à la condition expresse que le flux de ventre se trouverait coexister avec le ténesme. Ce cas de dysenterie blanche qu'il nous a été donné d'observer, n'est pas sans précédent dans la science; en effet, dans l'année 1670, un flux de ventre sans selles sanguinolentes sévit à Londres, et les descriptions qu'en donnent Sydenham (1) et Willis (2) prouvent que réellement, comme ils le disent eux-mêmes, ils avaient à traiter des cas de dysenterie, puisque les malades accusaient de vives tranchées avec ténesme. Plusieurs médecins, qui rattachent à la même espèce de dysenterie, l'épidémie observée à Gœttingue par Rœderer et Wagler (3), nous paraissent être dans l'erreur.

Cette dysenterie blanche admise par les auteurs que nous venons de citer, l'est aussi par les médecins Italiens, dont parle le célèbre Morgagni dans son ouvrage ayant pour titre : *Recherches anatomiques sur le siége et les causes des maladies.* Cullen (4), lui aussi, admet ce genre de flux abdominal; quand Fabrice de Hilden ne réserve le nom de dysenterie qu'à tout flux de ventre sanguino-

(1) *Obs. med. circá morb. acut.*, sect. 4, cap. **3.**

(2) Pharm. ration., sect. 3, cap. 3.

(3) *Loc. cit.*

(4) Cullen, Éléments de méd. prat., t. ii, p. **174,** trad. de Bosquillon, 1787.

lent, puisqu'il écrit en admettant la division donnée par Fernel (1) : *Antequàm autem ad institutum nostrum progrediamur, notandum convenit, sub nomine dysenteriœ omne cruentum alvi profluvium ex quacumque causa, intelligi posse, cum dysenteria tamen propriè dicta nullam affinitatem habere* (2)....

Ainsi donc, malgré l'opinion de Fernel et de Hilden, que nous venons de rapporter en transcrivant ce passage, nous n'en persistons pas moins à croire à la dysenterie, toutes les fois que de vives tranchées et surtout le ténesme suivent ou accompagnent l'excrétion des matières fécales.

Ces remarques justifient la modification que, d'après Cullen, nous avons cru devoir apporter à notre définition (3).

On ne doit pas être surpris de voir cette affection coexister avec la fièvre intermittente, ou bien avec la fièvre rémittente : Cullen, Pringle et Clegorhn ont déjà noté cette modification. Cette union n'est pas sans intérêt au point de vue clinique, puisque d'après tous les auteurs qui ont spécialement écrit sur les fièvres, de ces deux variétés, cette dernière tend à revêtir le caractère pernicieux et rentre dans la classe des *febres*

(1) *Loc. cit.*, lib. 6, cap. 10.

(2) Fabrice de Hilden, *De dysenteriâ*, p. 667, grand in-8°, *Opera omnia, Francofurti ad Mœnum 1682.*

(3) *Loc. cit.*, t. II, p. 173.

comitatæ de Torti (1). Le docteur Bos a, sur cette matière, publié un travail complet (2).

S'il n'était de revenir trop souvent sur une question que nous avons déjà parfaitement résolue, nous demanderions à MM. Bonjean, Sée, Piédagnel, Parola et surtout à M. Giacomini, comment a agi l'ergotine dans cette dernière circonstance et dans tous les cas de diarrhée, dont ce remède a heureusement triomphé. Ce n'est pas sans doute en ralentissant les mouvements du cœur que l'extrait hémostatique a procuré ces guérisons si inattendues, si inespérées, puisqu'il n'y avait pas d'hémorrhagies; mais il est inutile d'entrer dans de nouveaux détails afférents à ce sujet que nous avons, ce nous semble, complètement éclairci.

Comme on peut le prévoir, il ne nous reste plus que peu de chose à dire touchant la diarrhée chronique. Nous ne publierons même pas les quelques observations que nous avons recueillies sur cette affection. La théorie que nous avons développée dans la partie précédente de notre travail donne toutes raisons désirables sur cette seconde. Le travail de M. le docteur Massolaz et les heureuses expériences que ce savant médecin a tentées sous les murs de Sébastopol, basées sur les données

(1) Thérap. spécial.; *ad febres periodicas perniciosas*, in-4°, lib. iv.
(2) Traité de la malignité, Montpellier 1848.

que nous avons précédemment fait connaître ; les beaux résultats qui sont venus couronner ses essais, ont complètement éclairé ce point de la thérapeutique de l'ergot. Nous croyons utile toutefois de rapporter les symptômes de la diarrhée asthénique avant de transcrire le travail de notre confrère Piémontais, puisque les observations qu'il a faites se rapportent toutes à des cas de diarrhée asthénique et *rebelle*.

Nous avons dit dans plusieurs passages de notre travail que le ténesme seul différenciait la dysenterie d'avec la diarrhée. Dans cette dernière maladie, en effet, l'on remarque souvent de *vives coliques*, dit Cullen (1). Cette coïncidence ne saurait établir de différence, même légère, entre la dysenterie et la diarrhée, si pour cela l'on n'avait recours au *ténesme* comme signe pathognomonique (2).

Les auteurs précédents demandaient donc avec Galien (3) comme signe sûr de la dysenterie les douleurs et le ténesme ; car ce dernier a écrit avant eux : *Est cruentum alvi profluvium, cum ventris doloribus, torminibus maximis, tenesmo, et febre ut plurimum propter causam aliquam erodentem et ulcus in intestinis existens.*

Le docteur piémontais Massolaz, ayant expéri-

(1) *Loc. cit.*, t. II, p. 434. — Diarrhée.
(2) Grisolle, Patholog. int., t. I, p. 730, 2ᵐᵉ édition, 1846, Paris.
(3) Galien, Définit., *Medicor. de sympt. caus.*, lib. IV; *item de loc.*, aff, lib. VI.

menté sur des cas de diarrhées asthéniques ou
adynamiques, nous croyons devoir faire précéder
la reproduction de son travail, des symptômes
qu'offre ce genre de flux de ventre.

Cette forme se reconnaît aux caractères suivants : anéantissement complet des forces ; pouls
petit et inégal ; urines presque naturelles ou pâles ;
tremblement des membres ; spasme ; somnolence ;
tranchées violentes ou presque nulles et quelquefois même complètement nulles ; hoquet fatigant ;
lypothymie ; pétéchies ; taches livides ou noires ;
aphthes à l'estomac et aux intestins. Les déjections
sont abondantes , et quelquefois si considérables ,
qu'en peu de temps elles épuisent le malade. Ces
symptômes peuvent disparaître inopinément, et
être remplacés par une éruption cutanée (1).

Comme on le voit, cette description offre beaucoup d'analogies par plusieurs de ses signes avec
certaines formes de dysenterie. Mais qu'impor-
tent ces analogies et cette concordance dans les
symptômes , puisque d'après nous la dysenterie
et la diarrhée ont au fond la même nature, et
que ces deux affections ne sont distinctes que par
une manifestation symptomatique seulement.

Après avoir examiné avec soin ces diverses
parties de notre travail, il ne nous reste plus qu'à

(1) Alquié, Path. int , t. 1, p. 221.

donner tout au long le mémoire du médecin Piémontais.

« Au nombre des maladies qui ont le plus sévi
»sur nos troupes en Orient, » écrit M. Massolaz,
«on doit noter la diarrhée et la dysenterie qui sur-
«vinrent au déclin du choléra, et décimèrent notre
»petite armée jusqu'à l'apparition des fièvres inter-
»mittentes, c'est-à-dire, depuis le commencement
»de juillet jusqu'à la fin d'août.

»Les médicaments employés pour combattre la
»diarrhée avaient été pris en général dans la classe
»des toniques, des astringents et des opiacés. Ainsi
»la décoction de tamarin gommée, la tisane de riz
»laudanisée, la décoction d'écorce de simarouba,
»la décoction blanche de Sydenham, les lavements
»amidonnés et opiacés, l'extrait gommeux d'opium,
»10 à 20 centigrammes, joint au sulfate de qui-
»nine, 20 à 60 centigrammes dans 10 grammes
»d'eau, l'ipécacuanha à dose altérante, le sous-
»nitrate de bismuth, etc. etc., et dans quelques cas
»exceptionnels une médication excitante, et pour
»ainsi dire incendiaire avec les alcooliques (rhum,
»vin vieux, cognac), eurent raison de certaines
»diarrhées séro-muqueuses, opiniâtres et rebelles
»à l'action de ces médicaments. Cependant, mal-
»gré l'énergie et le rationalisme de cette médica-
»tion, bien des cas se montraient réfractaires,
»et nous comptions un assez grand nombre de
»victimes.

»Je me souvins alors que le seigle ergoté en
»nature avait été conseillé par Stoult et autres dans
»les diarrhées rebelles , et j'avais sous les yeux
»un mémoire *sur l'emploi de l'ergotine chez les ma-*
»*lades et blessés de l'armée · d'Orient ,* où sont
»consignés des cas de guérison de dysenterie chro-
»nique, par ce puissant hémostatique, dus à M. le
»docteur Fontayral, médecin à Eymet (Dordogne),
»qui les a insérés dans le *Journal des Sciences mé-*
»*dicales pratiques de Montpellier,* t. vi, p. 293, et
»t. vii, p. 242 et 340. Guidé par l'analogie et l'in-
»duction , je crus devoir essayer ce remède dans
»ces hypersécrétions et exhalaisons muqueuses et
»séreuses de l'intestin , que l'on pourrait presque
»appeler des *hémorrhagies blanches.*

»En conséquence , une vingtaine de malades
»atteints de diarrhées chroniques, profuses, asthé
»niques, furent soumis à l'action de l'ergotine à
»la dose de 1 à 2 grammes dans 120 grammes
»d'eau gommée et édulcorée, à prendre par cuille-
»rées à bouche , de demi-heure en demi-heure.

»Cette prescription se fit à la visite du matin qui
»avait lieu à six heures. A la visite du soir, nous
»pûmes déjà constater une amélioration sensible
»chez tous les individus soumis à cette médica-
»tion ; le nombre des selles qui auparavant était
»de dix à quinze par jour, avait presque diminué
»de moitié.

»L'expérimentation fut poursuivie en répétar

»la même dose d'ergotine à la visite du lendemain,
»et le soir du même jour, le nombre des déjections
»alvines était descendu à deux, trois et quatre au
»plus, chez le plus grand nombre de nos malades ;
»chez cinq d'entr'eux, le flux intestinal avait com-
»plètement cessé. L'état physique et normal des
»sujets s'harmonisait sensiblement avec l'amélio-
»ration locale ; ainsi, la soif avait diminué ; la
»langue devint plus humide, moins rouge et
»moins pâle ; le pouls moins fréquent ; les forces
»et l'appétit renaissaient.

»En présence de cette transformation, il était
»impossible de ne pas accorder à l'ergotine le bé-
»néfice de cette rapide amélioration ; malheureu-
»sement le défaut de médicaments, dont j'avais
»épuisé ma provision personnelle, m'empêcha de
»poursuivre ces essais thérapeutiques qui avaient
»d'abord donné de si heureux résultats.

»Néanmoins, cette médication, bien que très
»limitée dans sa durée et dans le nombre des su-
»jets qui y furent soumis, paraîtrait démontrer
»d'une manière assez péremptoire la puissance
»curatrice de l'ergotine dans les diarrhées chro-
»niques.

»Nous venons de voir quelle a été l'action de
»l'ergotine par la disparition rapide du symptôme
»pathognomonique de la maladie, soit la diminu-
»tion chez le plus grand nombre et la cessation
»complète chez quelques-uns du flux intestinal.

»Quant à son mode d'action, je n'oserai formuler
»une opinion positive ; cependant je suis porté à
»croire qu'il a été ici, comme dans ses autres ap-
»plications, purement *dynamique*. Ainsi, ne pour-
»rait-on pas admettre que l'ergotine a eu, dans
»ce cas, un *modus agendi* complexe, réparti sur
»le système nerveux ganglionnaire abdominal, sur
»la tunique musculeuse et sur les vaisseaux et les
»glandes de la membrane muqueuse de l'intestin?

»Essayons donc de pénétrer, avec l'aide de la
»pathologie, dans le mécanisme intime de ces
»dynamismes obscurs.

»Tous nos confrères des armées d'Orient doi-
»vent se souvenir que, dans ces diarrhées épidé-
»miques des camps, le système nerveux de la vie
»végétative offrait une profonde altération, source
»de toutes ces perturbations dans l'innervation vis-
»cérale, et consécutivement troubles fonctionnels
»divers. Ainsi s'expliquerait cet orgasme du plan
»musculeux de l'intestin; donc, les mouvements
»péristaltiques exagérés et pervertis concourent
»largement à entretenir la fréquence des déjec-
»tions alvines. Telle devrait aussi être la cause
»de ces sécrétions et exhalations vicieuses de la
»muqueuse gastro-intestinale qui constituent la
»diarrhée.

»Or, en présence de l'amélioration rapide des
»troubles fonctionnels, ne serait-il pas permis de
»croire que l'ergotine, en modifiant l'état nerveux

»intestinal , a régularisé ces mouvements désor-
»donnés des plans musculaires du tube digestif,
»de la diminution et cessation des mouvements'
»péristaltiques?

»Ne pourrait-on pas supposer aussi que cet
»agent médicamenteux a imprimé aux vaisseaux
»exhalants et aux cryptes glanduleux une modi-
»fication *sui generis* de nature sthénique qui a
»corrigé et supprimé ces hypersécrétions de la
»muqueuse intestinale ?

»Telles sont les hypothèses que j'ai cru devoir
»émettre sur le mode d'action de l'ergotine dans
»les diarrhées chroniques combattues par ce
»moyen. Peut-être ces théories ne satisfont pas
»tous les esprits, mais l'on sait assez que l'obser-
»vation ne peut toujours poursuivre un médica-
»ment dans l'évolution de ces actes intimes au
»sein de l'organisme et que nous en sommes sou-
»vent réduits à constater les effets sans trop pou-
»voir les expliquer. Parmi les agents thérapeu-
»tiques soumis à ce genre d'exception, l'ergotine
» occupe sans doute le premier rang.

» Quoi qu'il en soit, ces difficultés n'infirment
»en rien la valeur des faits cliniques qui font
»l'objet de cette note et sur lesquels j'appelle
»l'attention des praticiens, particulièrement de
»ceux qui se sont occupés de l'ergotine sous le
»rapport des propriétés que je viens de signaler.
»Si ces premiers résultats viennent à recevoir la

»sanction de l'expérience, ce sera sans doute un
» immense avantage pour les armées en campagne, si
»souvent escortées et décimées par la diarrhée (1).»

Nous ne saurions partager sur le mode d'action
de l'ergotine la manière de voir de notre savant
confrère Piémontais, le docteur Massolaz. Les
motifs de notre divergence d'opinion ont été exposés avec détail dans les pages précédentes ; cependant nous devons dire à l'auteur de la note
que nous venons de transcrire *in extenso*, pour
donner une idée complète des beaux résultats qui
sont venus couronner son heureuse expérimentation, que des hommes réunis en grand nombre,
entourés de cadavres, et vivant d'ailleurs dans de
fâcheuses conditions hygiéniques, ne peuvent
pas avoir le tube intestinal surexcité par abus de
forces, et que les malades dont ces organes sont
atteints portent tous les caractères des conditions
alimentaires et d'habitation auxquelles ils sont
soumis, et amènent à leur suite des maladies atoniques ou par faiblesse et non des maladies avec
orgasme ou produites par des surexcitations vitales
de cet organe lui-même ou de cet appareil d'organe.

Mais, et comme nous l'avons dit ailleurs, nous
aimons mieux trouver dans l'action de cette substance médicamenteuse sur l'organisme vivant, des
modifications de nature sthénique imprimées à

(1) *Gazette des Hôpitaux*, 1856, p. 563, et Rép. de pharmacie.

l'organe lui-même par l'action *sui generis* de ce remède.

Il nous paraît complètement inutile de rappeler à nos lecteurs que, contrairement à l'avis de M. Massolaz, la diarrhée, quelque séreuse qu'elle soit, ne peut être considérée comme une *hémorrhagie blanche*. L'ergotine agit autrement que comme hémostatique, nous l'avons suffisamment prouvé.

Après ces remarques, nous devons dire que la médecine, aveugle dans son enfance comme toutes les sciences qui n'ont pas encore acquis le degré de positivisme qui leur convient, ne fournissait souvent pour attaquer les diverses entités morbides dont l'homme peut être atteint, que des moyens peu rationnels et ordinairement empreints d'un grossier empirisme. Par conséquent, le traitement des flux de ventre ne fut presque jamais basé sur les faits, si parfois il se montrait rationnel.

Mais aujourd'hui que de nombreux médecins ont, par leur habile pratique et leurs lumières, mis hors de doute l'efficacité de certains moyens thérapeutiques dirigés contre ces diverses affections diarrhéiques, il serait difficile de comprendre la pensée qui dirigeait les Arabes et les médecins aràbistes dans l'emploi du cautère pour la cure de ces maladies; et cependant, s'il faut en croire Marc-Aurélien-Sévère, ce traitement a été conseillé et généralement mis en pratique. L'on peut se convaincre de ces faits par le passage suivant que nous extrayons des œuvres de ce médecin :

Superiori modo descriptæ affectioni cœliacæ proximæ accedit laxitas alvi veniens ex frigore atque humiditate ipsius retentricem et concoctricem ventriculi et intestinorum pariter vitians. Homini igitur ità ægrotanti si vires ætasque ferant, consultum est ab **Albuca,** *lib. I, ut tum ventriculus inuratur cauterio magno circulari tum cautere tenui 4 crustis circùm umbilicum tùm cautere uno vel duabus mediocribus os sacrum quod si morbi vis urgeat et vires id patiantur exuperantem humiditatem discutere licebit ulterioribus crustis impactis; una quidem in pectine aliis utrinque unâ, el duabus parvis ad ventriculum propre magnam absolutè inquit* **Albuc,** *sed tu adde eminentiam* (1).

Il n'est aujourd'hui personne dans le monde médical qui voudrait, pour un flux de ventre, recourir à de pareils moyens; et un médecin « qui entend son art, parvient infiniment mieux, dit le célèbre Zimmermann, à la fin désirée de sa profession avec des médicaments bien choisis et bien connus, que le routinier avec tous ses spécifiques et toute la pharmacie indigeste du grand nombre de praticiens (2). »

(1) M.-Aurelius-Severinus, *De efficaci medicinâ, libri III, Francofurti, 1671,* Gᵈ in-8º, p. 224, cap. xxxix, *in quo agitur: de alvi laxitate nimiâ ei diuturnâ.*

(2) *Loc. cit.,* p. 392 et 393.

Cependant Averroès, imbu de certaines idées,
fausses il est vrai, sur la dysenterie, prétend
s'être guéri d'un flux de ventre par l'application
seule d'une grosse émeraude sur l'ombilic.

Ce n'est que pour mémoire, comme on le pense
bien, que je rapporte ces diverses opinions, pré-
jugés vulgaires de certains esprits encore indécis
à cette période de l'art.

Quoi qu'il en soit, l'étude sur les spécifiques
antidysentériques a enrichi la thérapeutique de
certains remèdes utiles. Cet édifice, péniblement
construit, il est vrai, a grandi sous la puissante
inspiration de certains hommes ; ainsi, Rahn,
Lentin, Banh ont contribué, chacun en ce qui le
concerne, au perfectionnement de la thérapeutique
antidiarrhéique, et si l'on ne peut prononcer les
noms de ces médecins, sans se rappeler l'heureux
emploi qu'ils firent contre la dysenterie du verre
d'antimoine (oxide d'antimoine), on ne saurait non
plus sans injustice employer le salep (orchis) sans
se souvenir d'Haller et de Dubuisson.

Je ne veux point à la fin de ce travail passer en
revue tous les remèdes qui ont été recommandés
et dont quelques-uns conservent un rang hono-
rable dans la nomenclature générale, de ceux qui
ont été proposés pour combattre les flux de ventre
tant anciens que récents; mais je ne puis m'empêcher de dire, avant d'en venir à mes conclusions générales, que le célèbre médecin anglais

Sydenham, en se servant de l'opium pour combattre ces maladies, a fait connaître, par dès données sûres, les principaux résultats que l'on devait
atteindre par l'usage de ce remède.

Nous avons dû, dans le plus grand nombre des
cas que nous publions, par l'impossibilité même où
elles nous mettaient, abandonner les substances
qui étaient le plus préconisées contre les affections
diarrhéiques, et chercher dans la science des
remèdes un agent plus actif et plus approprié.
Nous pensons l'avoir trouvé : et quand dans notre
premier mémoire nous invoquions la bonne foi,
le zèle et le désir chez nos confrères, comme chez
nous, de voir progresser l'art médical sous l'influence de cette nouvelle application de l'ergotine (1), nous étions loin de prévoir encore la glorieuse campagne de Crimée. Sur ce vaste théâtre,
si favorable à l'éclosion et à la terminaison funeste
de ces diverses maladies, le principe actif du seigle
ergoté s'est montré, comme dans nos essais, énergique et sûr.

Le temps, *ce grand jugeur,* comme écrit Michel
Montaigne, s'est prononcé en faveur de notre pratique. Le docteur Massolaz a complètement éclairci
ce fait thérapeutique ; nous avons dit et suffisamment démontré quelle était dans cette circonstance

(1) *Revue thérap. du midi,* t. VI, p. 293; t. VII, p. 242 et 340; t. XI,
p. 97, 1854, 1857.

l'action de l'ergotine, et nous avons aussi fait
remarquer ce qui séparait notre manière de voir
de la théorie que notre confrère Piémontais a donné
à la fin du travail que nous avons reproduit *in
extenso* du mode d'agir de cette substance. Nous
devons rappeler avant d'en finir sur ce sujet, que
la diarrhée et la dysenterie succédèrent au choléra
qui venait de sévir vigoureusement sur la petite
mais si glorieuse armée sarde. Nous sommes ainsi
presque autorisé à conclure qu'il n'y avait eu que
décroissance graduelle dans l'énergie de la maladie
qui s'était manifestée la première.

Examinons succinctement cette dernière proposition :

Le choléra asiatique se manifeste sous l'influence de causes très semblables et, nous pouvons le dire, presque identiques à celles qui font
éclater la dysenterie ou la diarrhée. Ses symptômes sont graves et se déroulent quelquefois avec
une intensité extraordinaire. La similitude entre
ces diverses affections ne saurait être douteuse.
Selon M. Jules Guérin, dit le docteur Abeille (1),
la diarrhée se déclare en général de un à quinze
jours avant l'invasion cholérique. M. Abeille a fait
lui aussi cette remarque, puisque, dit-il, sur les
46 cas qu'il a observés avec une très grande ri-
gueur, la diarrhée s'est montrée 44 fois avant le

_____

(1) *Moniteur des Hôpitaux*, juin 1854.

développement des autres phénomènes cholériques. Les symptômes généraux du choléra, par leur intensité et leurs caractères propres, les distinguent suffisamment de toute autre maladie, pour qu'il soit impossible de le croire, avec M. Pujade, de même nature que la *fièvre typhoïde intense* (1).

Quoi qu'il en soit, en rapprochant certains cas de diarrhée ou de dysenterie aigus, de certaines formes du choléra, on ne peut se dissimuler qu'il existe des points de contact nombreux entre ces dernières affections. Ainsi donc, il serait assez rationnel de penser que l'ergotine, si puissante pour la cure des flux de ventre, pourrait offrir aussi des ressources assez énergiques contre la diarrhée prodromique ou dans le début du choléra épidémique, en ayant soin toutefois de remplir au préalable les indications premières (2).

Cependant nous devons faire remarquer qu'au moment où, dans le choléra, la réaction s'établit, des symptômes typhiques assez prononcés semblent se déclarer du côté du cerveau. Cet appareil symptomatique n'offre pourtant pas le degré de persistance que son intensité devrait faire sup-

(1) Recherches théoriques et pratiques sur l'affection typhoïde intense, générale du choléra épidémique, in-4°. — Perpignan.

(2) M. Bonjean a composé avec l'ergotine une liqueur digestive qui pourrait être fort utile dans ces cas, si elle était habilement administrée.

poser, et tout le monde connaît les moyens propres à combattre heureusement cette période de
la maladie. Aussi, malgré cette ressemblance,
repoussons-nous avec énergie l'opinion du docteur
Pujade; nous aimons mieux ne voir dans le choléra épidémique et la dysenterie ordinaire ou
blanche qu'une même nature avec des degrés différents.

Il ne me reste, cela dit, plus qu'à donner les
conclusions générales qui doivent résumer et terminer cette étude médicale sur l'ergot du seigle.

CONCLUSIONS GÉNÉRALES.

I.

L'ergot a des propriétés spéciales, généralement
reconnues aujourd'hui, sur l'organe gestateur, et
il facilite les accouchements.

II.

L'ergot n'est point un champignon ni un ovaire
dégénéré comme l'ont cru De Candolle et Léveillé,

mais bien une tuberculisation du germe, produite par l'insuffisance des sels contenus dans le sol, éclose sous l'influence de causes climatériques et portant presque toujours des sporules de *cordyliceps purpurea*.

III.

Le seigle ergoté est donc une tuberculisation du grain avec destruction complète du germe et coexistence de sporidies de certains cryptogames parasites, qui lors de leur éclosion ne paraissent pas dépasser la seconde enveloppe de la graine.

IV.

Si le terrain dans lequel on ensemence le seigle n'est pas suffisamment pourvu de sels propres et utiles à une bonne et riche végétation, la production de l'ergot augmente dans de fortes proportions.

V.

La tuberculisation du seigle se prouve surtout par les opinions de Quekett et Virey, et plus spécialement par la similitude des causes productrices du tubercule dans l'espèce animale et dans le seigle, et par l'identité de structure anatomique de cette production pathologique dans les deux règnes.

VI.

L'ergot jouit de propriétés excitantes et toxiques; mais c'est principalement aux premières que l'on doit rapporter sa valeur obstétricale et non aux dernières, comme l'ont soutenu les partisans de l'école Rasoriste, et pour ce motif nous avons conclu que l'ergotine, donnée à faible dose, est seulement excitante.

VII.

C'est parce que l'ergot jouit de propriétés excitantes et toxiques, que l'on est parvenu à combattre heureusement les hémorrhagies essentielles et symptomatiques.

VIII.

C'est à sa vertu excitante que l'on doit rapporter les succès obtenus par son emploi dans plusieurs maladies qui avaient toutes revêtu la forme chronique dès leur principe, ou qui n'avaient pris ce caractère que par la progression naturelle de ces affections elles-mêmes. Cette remarque justifie complètement l'étude spéciale que nous avons fait des maladies chroniques en général.

IX.

C'est en faisant ces diverses études que nous avons été naturellement porté à nous servir de l'ergotine pour la guérison radicale de la dysenterie chronique ; et après nous, M. le docteur Massolaz, pour combattre la diarrhée épidémique des camps, s'est, sur nos indications, heureusement adressé à ce remède.

C'est donc en agrandissant le cercle des applications thérapeutiques de l'ergot, et en étudiant ce grain dans sa formation, que nous sommes parvenu à pénétrer les secrets de sa nature, et à connaître par l'étude de ses éléments constitutifs, les diverses maladies contre lesquelles on peut diriger toute sa puissance.

Dans la partie botanique de notre travail, en nous séparant de l'ancienne Ecole, nous avons cru devoir étendre les limites étroites et resserrées d'une science, à laquelle tant d'hommes habiles avaient, dans ces derniers temps, imprimé un mouvement de progrès et de certitude incontestable. Cette dissidence d'opinion sur une question aussi importante que l'est celle de la nature de l'ergot, ne nous a pas porté à méconnaître le mérite des travaux et des recherches de savants, qui, tous, s'étaient proposé, comme unique but de leurs constants efforts, l'étude d'un problème dont la solution intéressait l'humanité tout entière.

C'est grâce aux botanistes et aux chimistes qui se sont occupés et de la nature et de la composition intime de ce grain, et qui, par leurs écrits, ont dévoilé aux hommes spéciaux toutes les ressources de thérapeutique que leur offrait ce produit bizarre et monstrueux de la nature, que nous avons été amené à nous servir de l'ergot pour combattre la dysenterie et la diarrhée chroniques, et à ce titre nous avons contribué, ce nous semble, aux progrès de l'art médical : c'est pour cela que nous dirons de nouveau avec Baglivi : *Medicina non est ingenii humani partus, sed temporis filia.*

FIN.

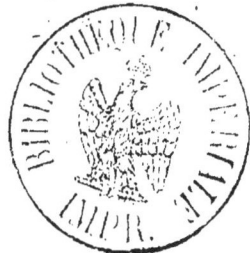

TABLE.

—

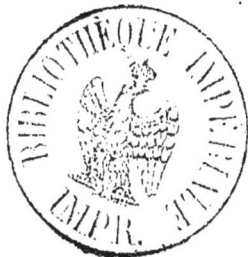

ERRATA.

Page 12, ligne 25, *effacez* de l'emploi.

— 66, — 7, *au lieu de* les, *lisez* leurs.

— 99, — 23, *après le mot* conctractilité, *ajoutez* de la vessie.

— 111, — 13, *au lieu de* chronique, *lisez* chroniques.

— 123, — 16, *au lieu de* parvenus, *lisez* parvenu.

— 138, — 24, et moins que, *lisez* et moins qu'ils l'étaient

— 144, — 1, pour nous...., *ajoutez* dans les mêmes faits morbides.

— 145, — 2, servaient à l'expérience, *lisez* aux expériences.

— 158, — 17, pressentir, *lisez* à pressentir.

— 166, — 19, bien de fois, *lisez* bien des fois.

— 193, — 13, sont d'un bien, *lisez* qu'ils sont d'un bien.

— 200, — 9, contre la diarrhée chronique et des camps, *supprimez* et.

— 214, — 6, normal, *lisez* moral.

— 224, — 9, il ne me reste, cela dit, *lisez* cela dit, il ne me reste

www.ingramcontent.com/pod-product-compliance
Lightning Source LLC
Chambersburg PA
CBHW070459200326
41519CB00013B/2637